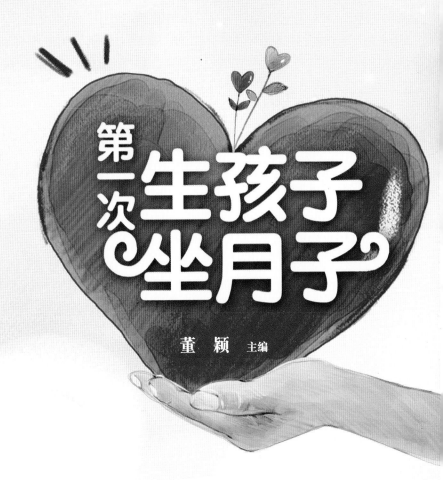

第一次生孩子坐月子

董颖 主编

U0341630

吉林科学技术出版社

图书在版编目（ＣＩＰ）数据

第一次生孩子坐月子 / 董颖主编 ． -- 长春 ：吉林
科学技术出版社，2015.11
ISBN 978-7-5384-9871-4

Ⅰ．①第… Ⅱ．①董… Ⅲ．①妊娠期－妇幼保健－基
本知识 Ⅳ．① R715.3

中国版本图书馆 CIP 数据核字 (2015) 第 233445 号

第一次生孩子坐月子

Diyici Shenghaizi Zuoyuezi

主　　编　董　颖
出 版 人　李　梁
责任编辑　孟　波　端金香　张　超
封面设计　长春市一行平面设计有限公司
制　　版　长春市一行平面设计有限公司
开　　本　889mm×1194mm　1/20
字　　数　210千字
印　　张　10.5
印　　数　1—5500册
版　　次　2016年7月第1版
印　　次　2016年7月第1次印刷

出　　版　吉林科学技术出版社
发　　行　吉林科学技术出版社
地　　址　长春市人民大街4646号
邮　　编　130021
发行部电话/传真　0431-85635177　85651759　85651628
　　　　　　　　　　85652585　85635176
储运部电话　0431-86059116
编辑部电话　0431-85635186
网　　址　www.jlstp.net
印　　刷　长春百花彩印有限公司

书　　号　ISBN 978-7-5384-9871-4　　如有印装质量问题　可寄出版社调换
定　　价　35.00元　　　　　　　　　　版权所有　翻印必究　举报电话：0431-85642539

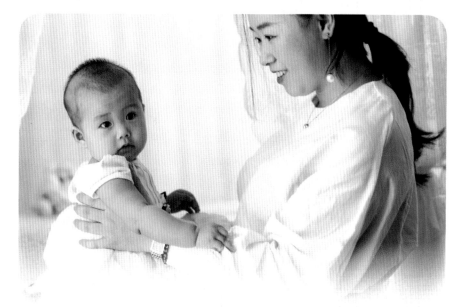

前　言
Qianyan

　　女人是美丽而又艰辛的，因为她们自身的生理特点，经历着男性所无法替代，不可能感受到的一系列麻烦和重任。她们不仅经历每月的"烦恼"，有的还免不了妇科疾病的折磨；从呕心沥血集中体内精华养育一个胎儿，到宝宝脱离母体"呱呱"落地，以后的每一天，宝宝的吃、喝、拉都伴着妈妈的血汗，宝宝的一颦一笑无不牵动着妈妈的心。在这一系列的沉重、期盼、烦琐伴随着喜忧、烦脑、辛劳的历程中，产后的恢复情况，关乎女人今后的一生。产后女人的全身器官、组织，尤其是生殖器官，都要回复到怀孕前的状态，这种复原变化相当缓慢，需要6~8周才能完成。

　　全书共分为200个主题，分别从产后身体变化、日常生活、饮食调养、心理保健、疾病预防、美容化妆、重塑身姿、穿着打扮、运动塑身、性生活、育儿等方面展开，进行不同侧重点的说明。它们能够让新妈妈全方位地康复起来。祝愿普天下的女性朋友产后能一直保持快乐、健康、美丽的身心状态，同时宝宝也能聪明、快乐、健康地成长。

目录

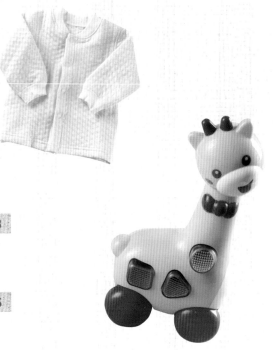

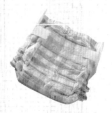

第二章

月子期的第一阶段（1~7天）

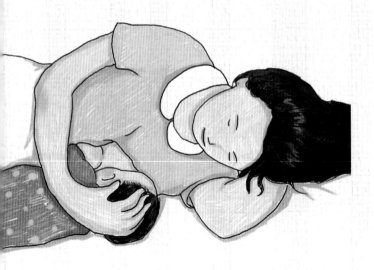

第三章

月子期的第二阶段

(8~14天)

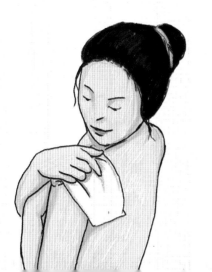

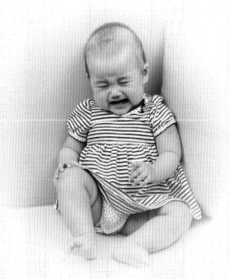

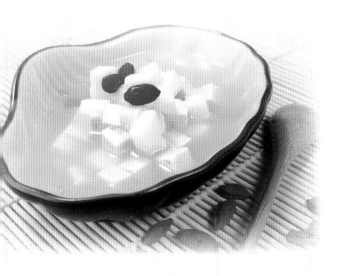

第四章

月子期的 第三阶段

(15~28天)

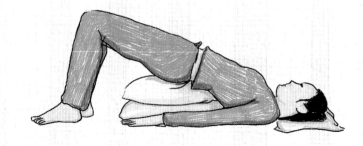

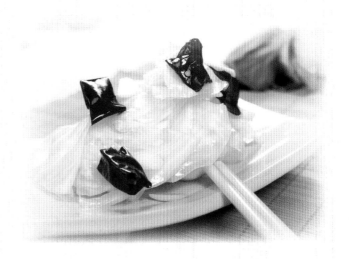

第五章

月子期的第四阶段

（29～42天）

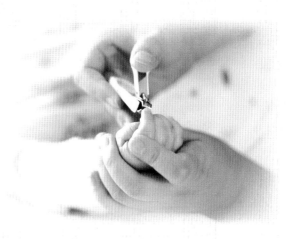

第六章

远离疾病，

健康坐月子

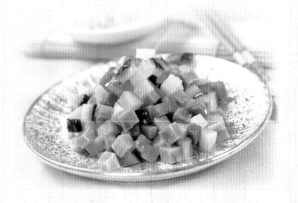

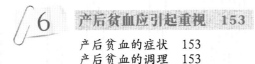

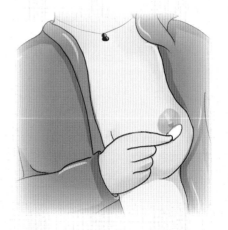

第七章

恢复昔日 美丽容颜

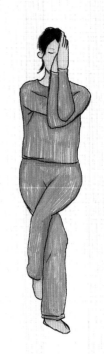

第八章

新妈妈的
瘦身运动

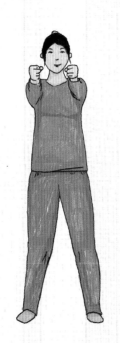

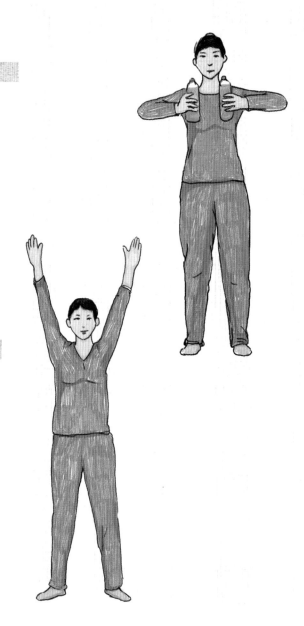

19

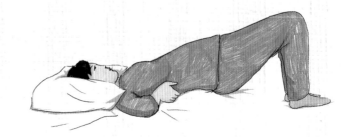

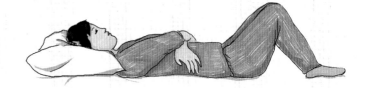

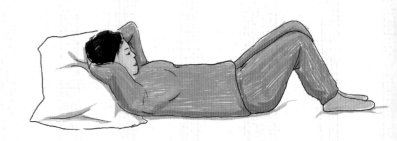

第一章

坐月子前的准备

马上就要进入月子期了，坐月子都要准备点什么东西呢？除了为宝宝准备物品外，新妈妈做月子时自己的用品也要事先买回来。让我们一起来看看吧！

心理准备

恢复时间表

为妈妈准备的用品

休养环境

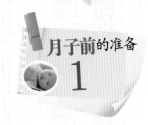

月子前的准备
1

坐月子前应做好这些准备

坐月子前的心理准备

刚刚经历了分娩，身心疲惫，再加上产后激素水平迅速降低，新妈妈的情绪会受到很大影响。这种生理变化在分娩之后的头一个月影响特别大，再碰上坐月子、照料新生儿等问题的困扰，容易产后抑郁的倾向。所以若新妈妈能从坐月子一开始就摆正心态，遇到问题时就比较容易化解。

坐月子要点

首先调整心态

由于情绪的好坏与身体健康密切相关，所以新妈妈在月子期里一定要注意养神，加强精神保健。首先，新妈妈要善于通过调节自己的心理状态去适应外界的刺激，消除或减少不良情绪对心理和生理产生的影响。其次，家人也应该为她创造一个和谐、温暖的家庭环境，保证其足够的营养和睡眠，对其分娩所承担的痛苦应给予足够的关怀。

我的坐月子目标：

1.月子期间我要做到 _____

_____

_____

2.月子期间照顾宝宝我要做到_____

_____

3.我需要克服的问题_____

_____

4.能鼓励自己的三句话，记下来，这样才能时刻鼓励自己 _____

_____

_____

坐月子要点

做到心中有数

关于如何坐月子有太多种说法了，有去月子中心的，有请月嫂照顾的，还有让自己妈妈照顾的……你的老公、爸爸妈妈、公公婆婆，还有朋友同事……每个人都会给你一些善意的建议，但可能会把你给听晕了。所以坐月子前早点作出选择：是去月子中心，还是要坐传统型的月子，是打算听老一辈的，还是自己决定……这一切最好从月子前就确定清楚。坚定自己的想法，然后参考本书的知识，这样你就能做到心中有数，一切水到渠成！

坐月子要点

放宽心态难得糊涂

现实中坐月子总会有这样或那样的问题存在，请放宽一颗心，最重要的就是保持良好的心态，时刻要告诉自己："没什么大不了的，一切都会过去的。"坐月子这种大事，往往都是全家总动员。爸爸妈妈、公公婆婆既是来帮忙的，也会参与指导。如果他们的建议无伤大雅，要学会让步。这里提供一个小建议，让妈妈来照顾月子是最好的。自己的妈妈是最了解自己的，即使自己要耍性子，妈妈也不会太计较。

月子前的准备 2

坐月子前应做好这些准备

坐月子前应该为妈妈准备的用品

新妈妈坐月子时自己的用品也要事先买回来，为坐月子做好充足的准备。现在市面上有层出不穷的新式婴幼儿和产妇用品，购买前最好先咨询有经验的妈妈们。

坐月子要点

妈妈用品之必备装备

⚘ 产妇内裤

产后恶露的时间和程度因人而异，保持清洁干爽非常重要，因此要勤于洗换内裤。新妈妈分娩后一个月内，肚子是没办法恢复到之前的样子，所以内裤一定要穿宽松的。

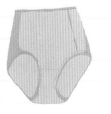

市面上有一种产妇专用的网裤。可以把产妇卫生巾箍住不移位，透气舒适。

⚘ 卫生巾

卫生巾是对付产后恶露的必备用品，建议多买夜用型+日用型少量。头几天恶露量会比较大，需要用夜用加长型的；后面那些天其实就不多了，日用型卫生巾或者护垫就够了。注意要勤换，要购买品牌的卫生巾，这样质量有保证。

⚘ 哺乳文胸

母乳喂养的妈妈至少要准备3个哺乳文胸便于换洗，尺寸建议选择比临产前稍微大一个尺码的。

⚘ 束腹带

为预防内脏下垂和身材的恢复，束腹带必不可少，有腰部粘贴式和全身塑形两种选择。

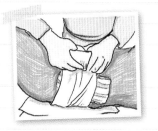

←特别要注意的是，必须要用月子专用的全棉束腹带而不是平常减肥使用的那种弹力松紧腹带，以免压迫到内脏，影响身体健康。

⚘ 全棉睡衣

月子里多汗，衣服也容易脏，多准备几套睡衣换洗。睡衣最好是全棉的、宽松的、长袖长裤。

⚘ 毛巾

月子里多汗，要准备多条毛巾，擦脸的、擦身的要分开。

⚘ 吸奶器

如果是母乳喂养，吸奶器是必不可少的装备，后面会详解吸奶器的使用方法。

⚘ 乳液或妊娠纹修复霜

特别对秋冬季分娩的新妈妈来说，这些是必须的。

⚘ 棉袜

不管什么季节分娩，新妈妈在月子里一定要穿上棉袜，以免寒从脚底生。

第一阶段　第二阶段　第三阶段　第四阶段　远离疾病　产后美容　塑身美体

月子前的准备

第一阶段

第二阶段

第三阶段

第四阶段

远离疾病

产后美容

塑身美体

坐月子要点

妈妈用品之高级装备

🔖 防溢乳垫

这个是配合哺乳文胸用的，是外出必备的防护！因为月子期间大多数新妈妈无需出门，可选择性准备。

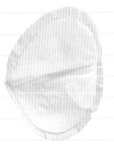

🌲 乳头保护霜

月子期哺乳是大问题，姿势不对或宝宝用力过猛等都会造成乳头红肿、皲裂，可以选择一些乳头保护霜来预防。

🌲 电动吸奶器

电动吸奶器可以把双手解放出来，省时省力，但价格也比较昂贵，新妈妈可选择性备用。

坐月子小提示

◎电动吸奶器的使用方法…

放松乳房：在开始吸奶前要对乳房进行适当的按摩和热敷，从而促使乳腺扩张，为乳汁的顺利吸出做好准备。

清洁乳房：洗净手之后再开始吸奶，使用专业的乳头清洁棉进行擦拭；完成吸奶后仍然需要擦拭，并可以配套使用防溢乳垫来保持乳房的清洁与干爽。

控制挤奶的节奏：要按照循序渐进的步骤慢慢手动使用吸奶器，要由慢到快。当感觉到乳头疼痛或者吸不出奶的时候，就不要再继续使用吸奶器了。当吸奶器使用完毕后，必须进行热水浸泡或用微波炉消毒。

🔖 哺乳衣

哺乳衣是专门方便母乳喂养使用的。在衣服的胸口处可以方便地开口，而不用把整件衣服都撩起来喂奶，这样就可以在任何时间和地点喂奶了。还有一个好处就是妈妈不会再因为喂奶而使腹部着凉受风，这点其实很重要。

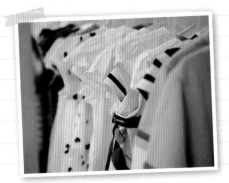

🌲 母乳储存器

月子期里一般是母乳产出最多、质量最好的时候，但这个月的新生儿又不大会吸奶，有很多乳汁都浪费了。其实可以把多余的母乳用母乳储存袋或是瓶子保存起来，放在冰箱冷冻层，可以保鲜三个月。

🌲 钙片

老人说过，生一个孩子掉一颗牙齿，表达的意思就是女性在孕期、产后体内的钙质会大量流失，因此无论是产前还是产后，补钙都很关键。

🔖 妇科冲洗器

冲洗器方便产妇进行下阴冲洗。这个在坐月子的初期非常管用，由于分娩后新妈妈不方便下蹲或进行淋浴冲洗，妇科冲洗器还是比较管用的。

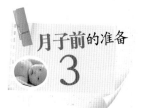

坐月子前应做好这些准备

坐月子前应该 为宝宝准备的用品

几乎每件商品都声称自己是"必备"的用品，但在实际生活中，并不是每样东西都对你有用。你可以问问亲戚、朋友和同事，哪些用品是真的不可缺少，哪些是可有可无，哪些是买了从未用过的。

坐月子要点

宝宝用品之必备装备

◈ 寝具

包括床、床垫、纸尿垫、毛巾被、薄棉被、小枕头、小睡袋等。

床最好是木制的，床栏间的距离不能大于婴儿的脑袋。床垫要配合床的尺寸，与床边的空隙不能超过一指。被子一定要买纯棉面料。

◈ 衣物

虽然新生儿的衣物种类繁多、款式多样，让人眼花缭乱，但购买时要注意几个原则：首先是要吸汗透气，所以要买纯棉的；其次，要简单易穿、安全舒适，所以有镶着亮片或纽扣的衣服不要买；新生儿长的非常快，所以千万不要买太多，建议买大一号的。

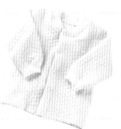

←宝宝的贴身衣服一定要贴身柔软的，款式推荐和尚服。

◈ 纱布

纱布是坐月子期间第一必需品，尽量多准备一些。在给宝宝洗脸、洗澡、吐奶时擦嘴都能用到。

◈ 尿布、纸尿裤

传统尿布省钱环保又透气，如果家里有足够的人力，建议使用传统尿布。若经济允许，准备一些品牌的纸尿裤其实更方便。因为月子里家人要照顾大人又要照顾新生儿，而此时的新生儿排泄非常频繁，用传统尿布比较费精力。

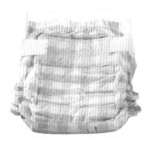

◈ 哺喂用品

种类	特点
奶瓶	购买奶瓶时要注意品牌，注意搭配奶嘴，建议买宽口的奶瓶，这样倒奶粉时比较方便，准备2～4个就够了
奶粉	月子期最好准备小罐奶粉备用，因为奶粉一旦打开最好在一个月内吃完。不一定要买最贵的，主要看宝宝适合哪种
奶嘴刷 奶瓶夹	玻璃奶瓶最好准备尼龙刷，塑料奶瓶最好准备海绵刷。奶瓶要消毒，最好准备一个奶瓶夹

❀ 洗护用品

种类	特点
浴盆	浴盆最好买大一点，这样用的时间比较长。最好准备一个沐浴床
面霜	秋冬季节出生的宝宝应该准备一瓶面霜，洗脸后涂一些可以预防湿疹
护臀霜	因为新生儿易发尿布疹，所以最好准备一只特别管用的护臀霜
痱子露	痱子是新生儿常有的现象，痱子露比痱子粉好用，最好备一瓶
湿纸巾	这个是月子期必须要备的，可以多买一点
婴儿指甲钳	宝宝的指甲长得很快，为了避免他们抓破自己，最好尽快剪掉。市场上有专门的婴幼儿指甲钳，好用安全
棉棒	棉棒也有三种，一种是擦眼睛的细棉棒，另一种是掏耳朵、鼻孔用的特殊造型棉棒，还有一种是消毒用的棉棒

❀ 玩具

对新生儿来说，玩具主要是为了视听觉发育，所以可以选择一些色彩对比强烈的玩具，比如小摇铃、彩色旋转玩具、彩色气球等。这个时候新生儿不太会玩玩具，所以没有必要在这上面花太多的钱，准备1～2件就可以了。

宝宝用品之高级装备

❀ 婴儿背巾

背巾非常好用，特别适用于母乳喂养。但买之前妈妈要学习一下怎么使用。

❀ 热奶器

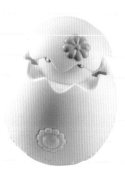

经济允许的情况下可以准备一个热奶器，比较方便。其实用热水热奶也很快。所以这件物品新妈妈可以选择性备用。

❀ 婴幼儿洗衣液

不要使用大人的洗衣用品来洗涤新生儿的衣物。市面上有售专用的婴幼儿洗衣液，纯植物配方、不伤皮肤，比较好用。

育儿小提示

◎没有必要一切东西都买新的…

新生儿的生长速度很快，有一些东西很可能只用了几个月的时间就不能再用了。如果有亲朋好友愿意把他们用过的东西送给你或借给你，你完全没有必要介意它是旧的，只要是干净、完好无损就可以愉快地接受它。当然，如果你觉得自己有这个经济实力，不在乎为孩子多花点钱，那么就尽情享受给宝宝购物的乐趣吧。

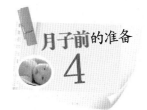

月子前的准备 4

坐月子前应做好这些准备

创造产后良好的休养环境

若产后修养环境杂乱无章、空气污浊、喧嚣吵闹，就会使新妈妈的身心健康受到很大影响。优美安宁的环境能美化新妈妈的生活，有利于新妈妈休息，致使其精神愉快，早日康复。

坐月子要点

休养的环境要安宁

安宁的环境有利于休息，不能为了庆贺，宾朋满座，设宴摆酒。新妈妈卧室应保持安静，避免过多亲友入室探望。原因一是影响母婴休息；二是使空气污浊，带入的病菌易引起母婴感染。

坐月子要点

休养的环境要清新

新妈妈休养的环境不能烟雾弥漫、酒气熏人、空气污浊。在盛夏季节如果室内卫生环境差，空气混浊、憋闷，易使新妈妈、婴儿患呼吸道感染。卧室要常通风，通风的程度可以根据四季气候和新妈妈的体质而定。

紧闭门窗会使居室通风不良，空气污浊，细菌大量滋生，危及母婴健康，尤其是夏天，门窗紧闭往往会导致新妈妈中暑。为了母婴健康，应使卧室门窗大开，通风透光，保持室内空气新鲜，空气新鲜才有利于休息。不论什么季节，即使是冬天也要定时开窗通风。但新妈妈要避开风口，不要吹过堂风，以免着凉感冒。

坐月子要点

休养的环境要清洁卫生

在新妈妈出院之前，家里最好用3%的来苏儿水湿擦或喷洒地板、家具和2米以下的墙壁，2小时后通风。卧具、家具也要消毒，阳光直射5小时可以达到消毒的目的。除此以外，卫生间的清洁卫生不可忽视，要随时清除便池的污垢，排出臭气，以免污染室内空气。

坐月子要点

休养环境要温度适宜

冬天温度18℃～25℃，湿度30%～50%；夏天温度23℃～28℃，湿度30%～60%。新妈妈不宜住在敞、漏、湿的寝室里，因为新妈妈的体质和抗体都较低下，所以居室更需要保温、舒适。

居室采光要明暗适中，随时调节，选择阳光照射和朝向好的房间作为卧室，这样，夏季可以避免过热，冬天又能得到最大限度的阳光照射，使居室温暖。

坐月子要点

创造良好的家庭氛围

新妈妈的丈夫、家属应体贴关心新妈妈，不可在她面前发泄怨言，应使新妈妈心境坦然、心气调和，保持良好的精神状态，静心休息。

月子前的准备　第一阶段　第二阶段　第三阶段　第四阶段　远离疾病　产后美容　塑身美体

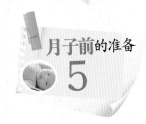

月子前的准备

坐月子前应做好这些准备

新妈妈身体恢复时间表

在孕育宝宝的十个月以及分娩过程中，孕妇的身体发生了巨大的变化。分娩过后，它将会怎样一步步恢复呢？下面就针对不同的方面，一一列出新妈妈产后身体恢复的时间表。

坐月子要点

皮肤色素沉着

妊娠期是女性的一个特殊生理时期，此时女性的内分泌功能将发生一系列的改变，并波及皮肤组织，如黑色素细胞会因受到雌激素刺激而增加，而孕激素也具有促使色素沉着的作用，因此怀孕后女性乳晕、腋窝、腹部、会阴、肛门、大腿内侧等部位皮肤色素明显加深，并在颧、鼻、额、口周出现黄褐色或咖啡色斑点，或相互融合形成蝴蝶样，称为黄褐斑或蝴蝶斑。这类色斑一般于分娩后6个月左右，随着体内激素水平的逐步恢复会逐渐变淡，甚至完全消退。因此，产后新妈妈只要好好保护自己的皮肤，在皮肤暴露部位适当涂抹防晒护肤品，以减轻紫外线的照射引起的损伤，多吃一些维生素C片或维生素C含量较丰富的食品，就可以达到抑制黑色素合成的作用。

坐月子要点

子宫

分娩以后，随着胎盘的娩出，子宫也在缩小。但是，它还是需要大约6周的时间，才能完全收缩至最初的大小与重量。这个收缩的过程称为复旧。如果发现凝块很大，持续性地流失或产生恶臭，则必须把这种情况告诉助产护士或医生。这意味着子宫内部受到了感染，应该接受治疗。

子宫恢复的时间	
宫体变化	产后第3周除胎盘附着部位以外的子宫内膜基本修复，胎盘附着部位的内膜修复约需至产后6周。子宫肌层的血管由于肌层收缩而被压缩变细，最终闭塞形成血栓后被机体吸收
宫颈变化	胎儿娩出后，宫颈表现为松软、充血、水肿、子宫壁很薄以至皱起如袖口，呈空腔状。产后2～3日宫口可容2指，产后1周后，充血、水肿消失，宫口关闭，宫颈管复原，产后4周左右宫颈恢复至孕前形态
子宫内膜重建	子宫内膜的重建很快，产后2～3天内，残留的蜕膜开始分化成两层，表层会坏死，随恶露排出。底蜕膜则为重建子宫内膜的来源，7～10天后就可以恢复接近未怀孕时的状态。除了胎盘所在处以外，完全的重建需要2～3周
子宫下段变化	产后几周内被动扩张、拉长的子宫下段开始缩复，恢复至非孕时的子宫部位

坐月子要点

会阴伤口

会阴部皮内神经密布，非常敏感。因此，如有伤口，必然伴有疼痛。倘若会阴伤口的缝线因局部组织肿胀而嵌入皮下，则疼痛更加令人不安。若会阴伤口疼痛剧烈，且局部红肿、触痛及皮温升高，是伤口感染征象。此时，必须应用抗生素控制感染，局部红外线照射可消炎退肿，减轻疼痛，促进伤口愈合。

坐月子要点

阴道松弛

分娩时，因为胎儿通过而被撑开的阴道壁，肿胀并出现许多细小的伤口，分娩后1～2天排尿时，会感到刺痛，1周后恢复。扩大了的阴道产后1天就能缩紧。其次，分娩时，有时为使胎儿的头部容易娩出，施行会阴侧切等手术，这些伤口，分娩后立即缝合。有时伤口会在头1～2天痉挛，但不必担心。缝合的伤口，在4～5天内拆线。此外骨盆底部的肌肉紧张，也会在4～8周得到恢复。

分娩后，阴道扩大，阴道壁肌肉松弛，张力减低。阴道黏膜皱襞因为分娩时过度伸张而消失。产褥期内，阴道肌肉张力逐渐恢复，但不能完全达到孕前水平。黏膜皱襞在产后3周左右开始重新出现。

坐月子要点

月经

产后月经的来潮与产后是否哺乳、哺乳时间的长短、女性的年龄及卵巢功能的恢复能力有一定的关系。一般说来，不哺乳者，女性通常在产后6～10周月经复潮，平均在产后10周左右恢复排卵。哺乳的新妈妈月经复潮延迟，有的在产褥期月经一直不来潮，平均在产后4～6个月恢复排卵，产后较晚恢复月经者，首次月经来潮前多有排卵，因此要做好避孕。

坐月子要点

乳房

由于分娩后雌激素、孕激素水平急剧下降，抑制了催乳激素抑制因子的释放，在催乳激素的作用下，约经24小时，乳房腺细胞开始分泌乳汁。此时便可给宝宝正常哺乳。

有的新妈妈在产后第二天才分泌出量少色黄混浊的初乳，同时乳房逐渐膨大，初乳增多。妈妈的乳汁来源于脏腑气血，气血旺盛则乳汁充足，气血虚弱则乳汁量少或无乳。因此，产后新妈妈应加强营养调理，多食富有营养的食物以便生气血，促进乳汁的分泌。

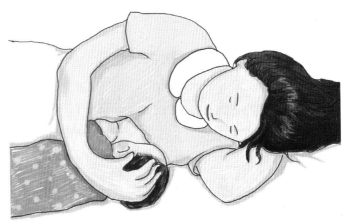

月子前的准备

第一阶段

第二阶段

第三阶段

第四阶段

远离疾病

产后美容

塑身美体

坐月子前应做好这些准备

找个适合的人照顾宝宝

挑选照顾宝宝的人选，可不能草率行事，需要花费一定的时间通过各种渠道来寻找。一般可以分为以下几种情况，看哪一种更适合你吧！

> 坐月子要点

自己亲自照顾

如果条件允许的话，自己来照顾宝宝当然是再好不过的事情了，这样喂养起来也比较方便，爱心指数更不必说。但是，生活中这种现象并不是很多，原因是，随着生活节奏的加快，女人和男人一样，要顶起自己的半边天。往往产后不久，她们就又回到自己的工作岗位上去了。

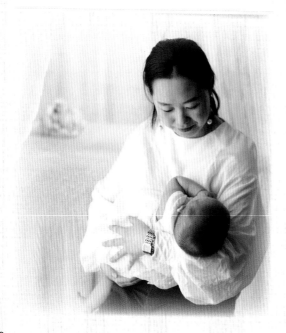

> 坐月子要点

家人来照顾宝宝

夫妻双方的家人能共同分担照顾宝宝，这真是很幸运的事。由自己家里人来照顾，会放心很多，也便于及时沟通。一般说来，老人是很愿意照顾孩子的，你可以放心地把宝宝交到他们手上。

> 坐月子要点

请保姆代为照顾

保姆的出现为许多母亲提供了解决的方法。但是，生活中因保姆引发的问题也有很多，在选择保姆时，要慎重一些。她们应该在当地的机构登记，证实的确能够照顾幼小的宝宝，同时又经常吸收新知识。

> 坐月子要点

为宝宝寻找一个奶妈

一个奶妈虽然在每一天的生活中都照料孩子，但是通常她们都和自己的家人住在一起。一般，新妈妈可以和当地居民联络，并从中找到适当的人选，或是在一些相关杂志上刊登广告，从而找到合适的人选。

可能的话，可以和另一位母亲共同雇请一位奶妈，或是共同分担照顾宝宝与分摊工作的问题。

第二章

月子期的
第一阶段（1~7天）

生活

休息

抱宝宝

伤口的护理

换尿布

开奶

　　第一阶段的大部分时间新妈妈都会在医院中度过，医生和护士都会照顾你和宝宝的每天作息。这个阶段要做的事情就是遵循医嘱，多卧床休息，不要着急，放松心情。这个阶段妈妈和宝宝肌肤接触很重要，尽量和宝宝多接触，此外还要学习一项重要任务：母乳喂养。

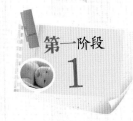

第一阶段 1

新妈妈如何照顾自己

产后医院的生活

此阶段新妈妈要做的事情就是遵循医嘱，多卧床休息，不要着急，放松心情。尽量和宝宝多接触，此外还要学习一项重要任务：母乳喂养。

月子前的准备 · 第一阶段 · 第二阶段 · 第三阶段 · 第四阶段 · 远离疾病 · 产后美容 · 塑身美体

坐月子要点

产后医院生活备忘

初乳可以促进宝宝胎便的顺利排出，增强宝宝免疫力。此外，初乳还富含宝宝必需的营养物质，从产后开始就应当让宝宝频繁饮用。

出生后的2～7天，宝宝每隔1～3小时就想喝母乳了。妈妈的身体状况允许的话，在宝宝想喝母乳时就应积极地喂给宝宝。

住院的2～4天时，就应进行哺乳指导、沐浴指导和育儿相关的指导。这时爸爸也在的话，妈妈一定会更愉快！此外，要是进行了会阴开切，这时也要进行拆线处理了。

住院5～6天时，接受出院检查，母子都没有异常状况后就可以获得出院许可了。出院的当天，接受过今后的生活指导，交上住院费用，就可以带着宝宝快快乐乐的回家了。

育儿小提示

◎珍贵的初乳……

初乳中的脂肪、乳糖含量较少，更有利于新生儿消化吸收。初乳中含有较多的牛磺酸，新生儿早期缺乏合成这种氨基酸的能力，初乳中的牛磺酸可以弥补了这种不足。

坐月子要点

每天以哺乳和育儿为中心

刚刚分娩后

产后立刻进行袋鼠式照料产后，妈妈应当立刻抱着宝宝，进行袋鼠式照料，这对于建筑亲子关系极为重要。此外，要及时喂宝宝第一口初乳。初乳中，富含防止感染的免疫物质，尽量在出生后30分钟内喂给宝宝。

产后第一天

产后第一天宝宝皮肤变黄可能是黄疸症状，基本上都会自然消失，但还是要进行检查。

产后第三天

为检查宝宝是否有先天性异常，可从宝宝的脚掌采集血液检查。检查妈妈子宫收缩是否正常，会阴开切处缝合的痕迹等。没有异常状况的话就可以出院了。

产后第四至七天

如果新妈妈不能顺利泌乳，这时候就需要进行开奶和疏通奶结；学习出院后的生活指导。收拾行李后就可以和丈夫一起回家了！

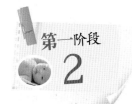

第一阶段 **2**

新妈妈如何照顾自己

争取**时间多休息**

分娩消耗了大量的体能，很多新妈妈在分娩完后身体一点知觉都没有了，感觉非常辛苦、非常累，一定要注意多休息。若坐月子第一阶段经常坐起或走动，将造成松垮的子宫和内脏收缩不良或下垂，从而引发很多妇科病。

坐月子要点

产后第一周的生理变化

🌿 体重变化

孩子出生后，新妈妈的体重会减轻5千克，这5千克包括孩子的重量和分娩中流出的羊水的重量。

🌿 子宫收缩

分娩后，子宫逐渐收缩复原，这是子宫壁上的收缩肌在起作用。

🌿 乳房增大

产后2～3天乳房充血形成硬结；3～4天涨奶并分泌初乳，初乳持续4～5天。

🌿 体温略微升高

体温在产后的2～3天会因为泌乳而略微升高。

🌿 大量出汗

产后1～2天内皮肤排泄旺盛，排出大量汗液，容易口渴。

🌿 有恶露

产后3～4天内为血性恶露，量比较多，以后转为淡红色的浆液型恶露，量逐渐减少。

坐月子要点

最需要的**就是安静**

当孩子顺利降生后，新妈妈想要的就是安静的休息。很多新妈妈在分娩完后身体一点知觉都没有了，自然产的新妈妈生完孩子后也会觉得筋疲力尽。此时，不要勉强自己去做其他事情，尽可能地多休息。

这时，尽可能的闭目养神或打个盹儿，不要睡着了，因为要给孩子喂第一次奶，医护人员还要做产后处理，顺产的新妈妈还要吃点东西。分娩后有好多事情都要等着你去处理，所以要抓紧时间好好休息一下，以便有更多的精力去照顾自己的孩子。对于剖宫产的新妈妈，虽然在分娩过程中受的痛苦比自然产的新妈妈少很多，但是在身体恢复方面绝对没有自然产的新妈妈恢复得快，所以，在分娩之后，剖宫产的新妈妈更需要休息。

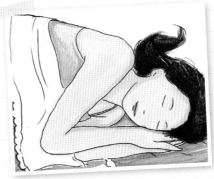

←产后的第一个阶段，新妈妈除了吃饭、上厕所及其他适量的活动之外，其余时间应尽量卧床休息，可以侧卧、平卧交替进行。

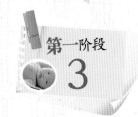

第一阶段

3

新妈妈如何照顾自己

重视产后四个第一次

第一阶段的大部分时间新妈妈都会在医院中度过，新妈妈要做的事情就是遵循医嘱，多卧床休息，不要着急，放松心情。

坐月子要点

产后第一次排尿

顺产新妈妈的第一次排尿非常重要，因为膀胱受到分娩过程的挤压，致使排尿困难。医生会鼓励顺产的新妈妈在产后6~8小时内进行第一次排尿，以免防治产后尿潴留。家人也可以帮助新妈妈按摩或热敷耻骨上方的膀胱位置。

剖宫产的产妇第一天还插有导尿管，所以排尿并不成问题，但是在去除导尿管之后，新妈妈要尽快下地自行解决。下地时要注意有人陪护，谨防如厕时晕倒。

产后排尿不顺的原因主要有两种。一是因为膀胱、尿道因分娩而受伤、水肿。另一个原因则是会阴伤口疼痛及腹内压减少，造成产后小便困难或解不干净的感觉。

产后第一次排气

在第一天，你会发现护士们总是要过来问："排气了没？"那是因为腹内所产生的废气必须尽快排掉，以预防肠粘连；剖宫产产妇只有在通气之后才可以进食流质食物，之前最好连水都不要喝。为了帮助排气，家人可以帮助产妇做一些类似翻身这样简单的动作。

坐月子要点

产后第一次排便

产后最初几天，新妈妈几乎都会有便秘的困扰。这是因为肠道和腹部肌肉松弛的缘故。所以，顺产的新妈妈从分娩当天就可多多地补充水分，多吃些青菜水果来加以改善。

坐月子要点

产后第一次下床

🌲 顺产妈妈

顺产妈妈在产后练习坐起来后即可下床活动。为安全起见，新妈妈第一次下床，应有家属或护理人员陪伴协助，下床前先在床头坐5分钟，确定没有不舒服再起身。下床排便前，要先吃点东西才能恢复体力，以免昏倒。产后24小时可以随意活动，但要避免长时间站立、久蹲或做重活，以防子宫脱垂。

万一新妈妈有头晕现象，要让她立刻坐下来，可以让她把头向前放低，在原地休息一会儿。

🌲 剖宫产妈妈

剖宫产的新妈妈在术后24小时可以坐起。要多坐少睡，不能总躺在床上。

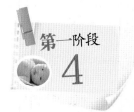

第一阶段
4

新妈妈如何照顾自己

会阴清洁和伤口的护理

分娩后，当你愉快地迎接新生命到来，并予以无微不至的照顾时，也别忘了多照顾自己。一般在产后一两周内伤口疼痛会逐渐减轻，但是若伤口疼痛有越来越严重的现象，则要检查有无伤口感染情况。

坐月子要点

会阴的清洁

按医生建议每日进行清洗，卫生巾要及时更换。产后24小时内若感到会阴部，或肛门有下坠不适感、疼痛感，应请医生诊治，以防感染和血肿发生。

产后擦洗会阴每天至少2次，大便后加洗1次。用棉球蘸无菌清水或生理盐水，先擦阴阜及两侧阴唇，最后擦肛门，不可由肛门开始向前擦，擦洗后换上消毒的会阴垫。

剖宫产或者会阴侧切的妈妈每天都会有护士帮你清洗、消毒外阴，其他人则需要自己或找家人帮忙。

若会阴切开的伤口部位疼痛时，用双膝并拢的办法，可减轻疼痛。

护理需要注意以下要点	
1	及时更换卫生巾，至少4小时更换一次
2	每次大便后冲洗清洁会阴（将煮沸的开水冷却到40℃），采用坐姿，由前往后冲洗
3	勤换内裤，换下的内裤一定要及时洗干净再曝晒

坐月子要点

伤口的清洁

如果在分娩时会阴部有了伤口要注意护理。在产后的最初几天里，恶露量较多，应选用消毒过的卫生垫，并经常更换。大小便后要用清水清洗外阴，以保持伤口的清洁干燥，以防感染。伤口痊愈情况不佳时要坚持坐盆每天1～2次，持续2～3周，这对伤口肌肉的复原极有好处，效果很好。坐盆药水的配制应根据医生的处方和医嘱。

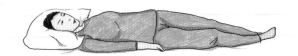

↑躺卧时，应卧向伤口的对侧，如会阴伤口在左侧，应向右侧卧，以防恶露流入伤口，增加感染机会。

坐月子小提示

◎定时量体温避免产褥热…

产后发热是大事，不要以为只是小小的头痛脑热就等闲视之。如果发现体温超过38℃就一定要当心。新妈妈在刚生过孩子的24小时内，由于过度疲劳，可能会发热到38℃，但这以后，体温都应该恢复正常。如有发热，必须查清原因，适当处置。

月子前的准备
第一阶段
第二阶段
第三阶段
第四阶段
远离疾病
产后美容
塑身美体

月子前的准备

第一阶段

第二阶段

第三阶段

第四阶段

远离疾病

产后美容

塑身美体

第一阶段

5

新妈妈如何照顾自己

剖宫产 妈妈需要注意什么

剖宫产不同于顺产，它是要在小腹部做一条长10厘米的切口，手术伤口很大，创面广，其常见的并发症有发热、子宫出血、尿潴留、肠黏连等。所以术后加强自我保健，对于顺利康复是很重要的。

坐月子要点

缓解产后疼痛

如果你在进行剖宫产的时候，使用了硬膜外麻醉或者腰麻，麻醉师可能会再加一些吗啡，这样可以在产后长达24小时的时间里，为你提供很好的镇痛效果，而且不会有使用全身麻醉剂之后头重脚轻的感觉。

总之，和任何一个新妈妈一样，你可能会对你怀抱中的新生命感到既陶醉又不知所措。但是，你还要应付腹部出现的疼痛。毕竟，你要从一个腹部手术中慢慢恢复。剖宫产后，通常需要在医院住上3～4天才能回家。

坐月子小提示

◎到底用不用止痛泵…

有的剖宫产妈妈因为要母乳喂养，常常会拒绝使用止痛泵。手术后的伤口还是很疼的，在适度的前提下建议还是使用止痛泵。

止痛泵给药的剂量和速度是由机器控制的，所以注入到你体内的剂量是安全的，不会超量。

坐月子要点

剖宫产产后6小时

🌱 坚持补液

新妈妈在分娩期内消耗多、进食少、血液浓缩、加之孕期血液呈高凝状，故易形成血栓，诱发肺栓塞。术后三天内常输液，补足水分。

🌱 及时哺乳

宝宝饿了，护士会把他抱给妈妈，妈妈一定要将这最珍贵的初乳喂给宝宝。宝宝的吸吮还可以促进子宫收缩，减少子宫出血，使伤口尽快复原。

🌱 禁食

在术后6小时内应当禁食。这是因为手术容易使肠子受刺激而使肠道功能受到抑制，肠蠕动减慢，肠腔内有积气，因此，术后会有腹胀感。为了减轻肠内胀气，暂时不要进食。

🌱 注意阴道出血

剖宫产子宫出血较多，家属应经常看一下阴道出血量，如远超过月经量，应通知医生，及时采取止血措施。

🌱 防腹部伤口裂开

新妈妈咳嗽、恶心呕吐时应压住伤口两侧，防止缝线断裂。

坐月子要点

产后进食

剖宫产6小时后可以饮用一些排气类的汤，如萝卜汤等，以增强肠蠕动，促进排气，减少肚胀，同时也可以补充体内的水分。

但是，一些容易发酵产气多的食物，如糖类、黄豆、豆浆、淀粉类食物，应该少吃或不吃，以防腹胀更加严重。术后第二天才可以正常地吃粥、鲫鱼汤等半流质食物。

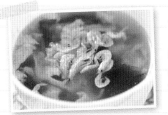

← 术后6小时可进食些炖蛋、蛋花汤、藕粉等流质食物。

坐月子要点

尽早活动

麻醉消失后，上下肢肌肉可做些收放动作，术后6小时就可起床活动。这样可促进血液流动和肠胃活动，可防止血栓形成，还可防肠黏连。

12小时后，新妈妈在家人或护士的帮助下可以改变体位，翻翻身、动动腿。术后知觉恢复后，就应该进行肢体活动，24小时后应该练习翻身、坐起，并下床慢慢活动。条件允许还应该下地走一走，运动能够促进血液循环，使伤口愈合更加迅速，并能增强胃肠蠕动，尽早排气，还可预防肠黏连及血栓形成而引起其他部位的栓塞。

坐月子要点

预防伤口感染

剖宫产的伤口在下腹10厘米，愈合约需一周。肥胖的新妈妈由于皮下脂肪较厚，容易发生伤口感染。

剖宫产伤口的照顾必须遵循两个原则。

1.保持干爽。

2.在手术隔天视情况换药，但是不可天天换，以免伤口刚愈合又撕裂。由于伤口会疼痛，要特别注意翻身的技巧。

防止伤口感染可以这么做	
1	第一周内不可接触过冷的水，洗脸、洗手也要用温水
2	伤口一周内尽量保持干爽并视情况换药，若有渗湿或出血应马上通知护理人员
3	伤口疼痛可视情况服用止痛药
4	7天内不可将伤口弄湿，洗澡需采用擦澡的方式
5	伤口未愈合前勿弄湿，万一弄湿的话，必须立即擦干
6	翻身的时候，用一手扶住伤口，另一手抓住床边扶拦，利用手部力量翻身（而不是肚子的力量）
7	下床时先围上束腹，用手脚的力量将身体移到床边，然后请家人帮忙摇高床头，侧身扶住床缘，先放下一只脚，再放另一只脚，之后坐5分钟下床，家属在旁适时扶助
8	千万不要因为伤口疼痛就不动，应该适当做些恢复运动

月子前的准备　第一阶段　第二阶段　第三阶段　第四阶段　远离疾病　产后美容　塑身美体

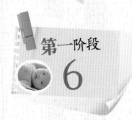

第一阶段
6

新妈妈如何照顾自己

简单的**恢复动作**

适当做一些活动可以使妈妈们气血畅通，加强腹壁肌肉和盆底支持组织的力量，有利于产后恢复和保持健美的体型。健康的新妈妈，24小时可下床做一些活动。有感染或难产的新妈妈，可推迟2～3天以后再下床活动。

坐月子要点

手指**屈伸运动**

从大拇指开始，依次握起，然后再从小拇指依次展开。两手展开、握起，展开，握起，握起时要用力，反复进行。

坐月子要点

背、腕**伸展运动**

两手在前握住，向前水平伸展。

手仍向前伸展，背部用力后拽。两肘紧贴耳朵，两手掌压紧。坚持5秒，放松。

两手在前相握，手掌向外，同样向前伸展，握拳。坚持5秒，放松。

坐月子要点

转肩**运动**

臂屈，手指触肩，肘部向外侧翻转。返回后，再向相反方向转动。

坐月子要点

脚部**运动**

脚掌相对，脚尖向内侧弯曲，再向外翻。

两脚并拢，脚尖前伸。紧绷大腿肌肉，向后弯脚踝。呼吸2次后，撤回用在脚上的力。

两脚并拢，右脚尖前伸，左脚踝后弯，左右交替。

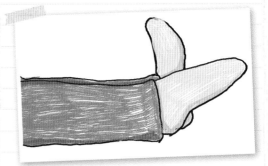

坐月子小提示

◎注意事项…

要循序渐进，从轻微动作开始，逐渐加大运动量；做操之前要排空大小便；要在伤口恢复好后再做；要量力而行，以不过度疲劳为限。

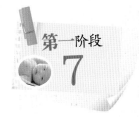

新妈妈如何照顾自己

下奶**和开奶**

产后第四天，大部分妈妈都会分泌初乳了，如果还不能顺利泌乳，乳房就会开始肿胀或出现不畅通的硬块，俗称"奶结"，这时就需要借助非常手段来使奶水畅通，俗称为开奶。

坐月子要点

方法一：**热敷**

热敷的目的都是为了使乳房变软，表面潮湿。最常用的是热毛巾，先用温开水烫毛巾，把温热的毛巾由乳头中心往乳晕方向成环形擦拭，两侧轮流热敷，每侧各15分钟。

坐月子要点

方法二：**按摩**

热敷过后要马上配合按摩手法：

✿ 第一步

先疏通乳头。拇指和食指沾上水，再夹住乳头，从内往外摩擦。会有少量乳汁出来。

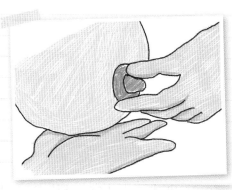

✿ 第二步

揉开乳块。手沾上水后包住乳房，用手掌，轻轻顺时针，或者逆时针，从乳房外侧向乳晕揉。

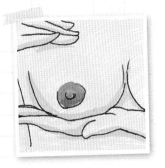

✿ 第三步

疏通乳管。五个手指沾湿从乳房外侧往乳晕用力摩擦。一定要顺着乳腺管的位置来按摩，这时可见乳汁喷出，把喷出来的乳汁直接抹在乳房上，继续操作。

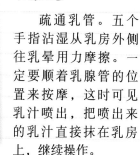

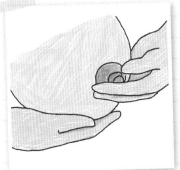

坐月子要点

方法三：**吸奶**

以上两个步骤之后就是吸奶的环节，这一环节是把乳腺管彻底打通，最好是让宝宝吸；如果不行就用吸奶器，也可以请老公帮忙。

新妈妈如何照顾孩子

孩子**的六个第一**

第一阶段的大部分时间新妈妈都会在医院中度过，要多卧床休息。这个阶段妈妈和宝宝的肌肤接触是很重要，尽量和宝宝多接触。

坐月子要点

孩子的**第一声啼哭**

孩子的第一声啼哭很重要，这说明他小小的肺部已经开始工作了。产科医生会用器械吸宝宝的嘴巴和鼻腔，以清除残留在里面的黏液和羊水，从而确保鼻孔完全打开畅通地呼吸。接着，护士用毯子把孩子抱起来放在你身上，让你们亲近一会儿，如果你是剖宫产，护士会把孩子抱起来给你看。如果胎儿早产或是出现呼吸困难，就会立刻被送入新生儿特护病房，接受检查。

坐月子要点

第一次**体检**

🌲 阿普加评分

宝宝在出生后的1～5分钟之内，需要接受人生中的第一次测试评分，这被称为阿普加评分。

🌲 进行体检

护士会给宝宝称体重、量身长，护士会用听诊器检查新生儿的心脏和肺部，给他测体温，并检查他是否有异常症状，如脊柱裂等。护士还会再次测量孩子的身长、体重和头围，然后给他洗个温水澡。

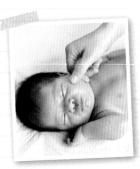

🌲 新生儿新陈代谢筛查

从小的脚跟提取微量血液样本，用以检测宝宝是否患有某些疾病。

🌲 听力疾病筛查

听力测试帮助父母在宝宝的成长早期就发现宝宝是否存在听觉问题。

🌲 乙肝疫苗

一般医院都会建议给新生儿注射乙肝疫苗，这是宝宝的第一次防疫针。乙肝疫苗注射包括3针，第二针和第三针应该在出生后的18个月以内完成。

🌲 眼睛护理

一般来说，所有的新生儿在出生后都需要滴眼药水来预防其在分娩过程中可能受到的感染。

🌲 维生素K注射

通常新生儿体内的维生素K水平较低，研究表明注射维生素K可以有效预防新生儿出血危险。

月子前的准备

第一阶段

第二阶段

第三阶段

第四阶段

远离疾病

产后美容

塑身美体

坐月子要点

第一次小便

一般来说，宝宝会在24小时之内第一次排尿，健康的孩子也有在48小时后才排尿的。当你在白色尿布上看见红色尿液也大可不必惊慌，这是由于尿中含有尿酸盐的缘故。

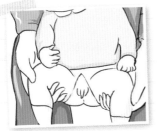

← 由于小宝宝的膀胱肌肉尚未发育完全，他的排尿次数多，一天内排尿20次以上也是正常的。

坐月子要点

第一天的睡眠

正常情况下，宝宝第一天的睡眠时间在20小时左右。但不排除个体差异，有的宝宝的睡眠时间也会在15～20小时之间。宝宝的睡眠非常重要，不必为了担心宝宝饿而特意叫醒他吃奶。

如果宝宝一直哭闹无法入睡或是很容易醒来，那么就要好好检查下是不是有什么地方出问题了：宝宝有没有吃饱？是不是尿布湿了？睡眠环境太吵……特别要提醒的是，不能给宝宝包裹得太多，否则会热得睡不着。

另外，新生儿不需要枕头。最好让宝宝采取侧卧位，尤其在喂奶后应让宝宝向右侧卧，平时可以采取左侧卧。经常变换体位，可防止宝宝睡偏头。

坐月子要点

第一次喂食

母乳喂养是最好的选择，但产后第一天新妈妈很可能没有泌乳，这个时候就考虑先给宝宝喂食开水或奶粉。

在喂食奶粉之前可以先给宝宝喂食10毫升左右的温开水或浓度5％的淡葡萄糖水。用小勺碰触宝宝的嘴角，宝宝就会张嘴来喝。如果是泡奶粉，第一次可以先泡30毫升，这个量只是在母乳喂养之前的一种尝试，量绝对不能过大，以免影响到宝宝吮吸母乳的欲望。实际上，新生儿在头三天是不需要多少食物的，实在不必担心。

育儿小提示

◎初次喂食最好用小勺…

必须注意的是，在宝宝没有吮吸母乳之前的所有喂食都不要用奶瓶，而是用小勺。因为奶嘴相对乳头更容易吮吸，出奶量也更大，小宝宝在接触了奶嘴之后就会抵触乳头。

坐月子要点

第一次大便

新生儿即使出生后没有进食东西，在出生后6～12小时之内也会拉出胎便。胎便通常没有臭味，状态黏稠，颜色近墨绿色，主要由宝宝在胎内吞入的羊水和胎儿脱落的

上皮细胞、皮脂以及胆汁、肠道分泌物等组成。这些积存了9个月的胎便必须借着频繁的排便才能清除干净，一般需要延续2～3天，每天3～5次，浓重的墨绿色才能消失。

第一阶段 9

新妈妈如何照顾孩子

教会新生儿吮吸母乳

这个阶段妈妈要和宝宝多接触，此外还要学习母乳喂养。宝宝出生后，应尽早进行哺乳，这样可以促进母亲乳汁分泌。要掌握正确姿势，不是一步到位的，需要妈妈仔细观察，要做好练习，一般来这个阶段有以下两种常见的姿势。

坐月子要点

母乳喂哺的姿势

妈妈可以坐在床上或椅子上给宝宝喂奶。宝宝3个月之前不宜采用卧位哺乳的方式，以免妈妈睡着了，乳房堵住了宝宝的鼻子造成窒息。

无论选择哪种姿势，请确定宝宝的腹部是正对自己的腹部。这有助于宝宝正确地吮吸。

▬ 侧抱法

哺乳时侧向抱着孩子，用妈妈的手腕支撑着宝宝的颈部，颈部地来回扭动不利于宝宝的吸吮。采取侧抱便能让宝宝的嘴正好对着乳头。

育儿小提示

◎要确保宝宝的吮吸正确…

用乳头触碰宝宝的嘴唇，此时宝宝会把嘴张开。把乳头放入宝宝口内，使宝宝身体靠近自己，并且使其腹部面向并接触你的腹部。宝宝的嘴唇和牙龈要包住乳晕。一定不要让宝宝只用嘴唇含住或吸吮乳头，这样可以避免乳母的不舒适。

如果宝宝吃奶位置正确，嘴唇应该在外面，而不是内收到牙龈上。可以看到宝宝的下颚在来回动，并且听到轻微的吞咽声。

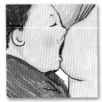

▬ 足球式抱法

这个姿势最适合剖宫产的妈妈。妈妈坐在椅子上或床上，把胳膊放在枕头上，把宝宝的身子夹在胳膊肘下，宝宝的腿直指着妈妈靠背的地方，同时让宝宝的头枕在妈妈的手上，就像抱一个足球一样。

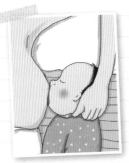

← 乳头平陷或者乳房发硬，宝宝就很难含住乳头。在喂奶之前，可以多花几分钟热敷乳房，再挤出一些奶，使乳房变软，乳头外突一些，宝宝也就可以把乳晕含在嘴里了。

坐月子要点

乳头咬破或疼痛怎么办

这个阶段里妈妈还要注意保护乳头，不要总用一侧乳房喂宝宝。哺喂时要注意保持乳头清洁，防止宝宝过分吮吸将乳头吸伤。哺喂前要把手洗干净。

月子前的准备 第一阶段 第二阶段 第三阶段 第四阶段 远离疾病 产后美容 塑身美体

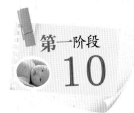

第一阶段
10

新妈妈如何照顾孩子
学会抱宝宝

看其他妈妈抱宝宝时很轻松，轮到自己时你可能不知道拿这个软软的小宝宝怎么办，不敢抱、不会抱……这些都没关系。适应只是时间和抱的次数问题。

坐月子要点

如何抱起平躺状态下新生儿

🌲 抱起仰卧的宝宝

1.一只手轻轻地放在宝宝的头下方。

2.另一只手从对侧，轻轻地放在宝宝的下背部和臀部下方。

3.慢慢将宝宝抱起来。

4.将宝宝的头小心地转到你的肘弯或肩膀上，让宝宝的头有依附。

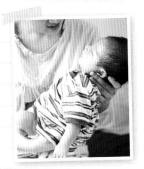

🌲 抱起俯卧的宝宝

1.先将一只手放在宝宝的胸部下方，用前臂支住宝宝的下巴，再将另一只手放在他的臀下。

2.慢慢地抬高宝宝，并让他面转向你靠近你的身体，那一只支撑宝宝头部的手向前滑动，直到他的头躺在你的肘弯，另一手则放在他的臀下和腿部。

🌲 抱起侧卧的宝宝

1.一只手轻放在宝宝的头颈下方，另一只手放在臀下。

2.将宝宝挽进你的手臂，慢慢地抬高宝宝。

3.将宝宝靠着你的身体抱住，然后将宝宝的前臂滑向你的头下方，让宝宝靠在你的肘部。

坐月子要点

如何放下新出生的宝宝

🌲 仰卧放下宝宝的方法

1.将一只手放在宝宝的头颈下方，然后用另一只手托住宝宝的臀部，慢慢地放下宝宝，手一直扶住他的身体，直到他完全接触到床铺为止。

2.从宝宝的臀部抽出你的手，用这只手稍稍地抬高宝宝的头部，然后轻轻地抽出你的另一只手，再慢慢地将宝宝的头部放在床上。

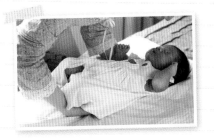

🌲 侧着放下宝宝的方法

1.让宝宝躺在你手臂里，宝宝的头靠在你的肘部。

2.将宝宝放在床上后，轻轻地抽出你在他臀下的那只手。

3.抬高宝宝的头，抽出你放在他头下的另外一只手，轻轻地放下他的头。

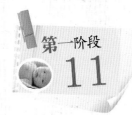

第一阶段 11

新妈妈如何照顾孩子

学 换尿布

在上一章说过月子里还是建议使用纸尿裤，比较省时省力，尤其在月子第一阶段。纸尿裤一定要及时更换，一般情况下月子里每天至少要更换8片左右，新妈妈不用过于纠结每天应该换多少片。

坐月子要点

选 纸尿裤

选择纸尿裤时，不能只看品牌，更重要的是要根据宝宝的体型选择最适合宝宝的产品。

男婴和女婴排尿时，弄湿尿布的部位不同。如果是男婴，容易弄湿前面的部位，而女婴就容易弄湿中间部位。目前市面上销售的纸尿裤中，有很多区分男女性别的尿布。

坐月子要点

给宝宝垫尿布的方法

彻底地擦拭屁股

打开脏的尿布，用浸湿的纱布擦拭屁股，不能有大便残留。

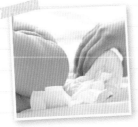

取下脏纸尿裤

慢慢地将脏纸尿裤取下并卷起，小心不要弄脏衣服、被褥或宝宝的身体。

穿好新纸尿裤

将纸尿裤向肚子上方牵拉，注意将左右的间隙粘好。

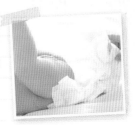

保留腰部的纸带

在腰部留出妈妈两指的间隙，目测左右的对称性之后，将腰部的纸带粘好即可。

更换新纸尿裤

抬起宝宝的屁股，将新的纸尿裤放到屁股下面。

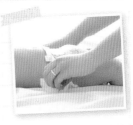

育儿小提示

◎要重视新生儿的排泄护理…

排泄护理在新生儿的日常护理中，占有很重要的位置。因为新生儿无法自理自己的排泄问题，而新手父母对此护理的好坏程度，则对宝宝生理及心理的影响很大，所以一定要做好新生儿的排泄护理工作。宝宝尿的次数多，这是正常现象。

第一阶段 12

学会给新生儿穿衣

新生儿非常柔弱，自身的体温调节中枢不健全，千万不要给他们穿太多的衣服。穿太多容易影响他们的皮肤代谢，既破坏了他们的舒适度，又会把他们的抗寒指数调高了，以后受点风寒就容易生病。给新生儿穿衣时，一定要有耐心，动作要轻缓。

坐月子要点

适合3个月内宝宝的衣物

正确的穿衣方法会给刚出生的宝宝细致的呵护，根据不同的季节挑选合适的内衣和外衣，会给新手父母带来极大的方便。

🌿 和尚服

新生儿到3个月宝宝的内衣，可以方便地和其他内衣搭配。

🌿 长款和尚服

新生儿到3个月左右宝宝的内衣，可以和短内衣搭配。

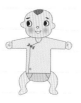

🌿 三角包臀衣

新生儿到3个月宝宝的内衣，可以方便地和其他内衣搭配。

🌿 蝴蝶衣

下摆为两片的设计，下档使用按钮连接，即使小脚活动也不会敞开。

坐月子要点

给宝宝穿衣的技巧

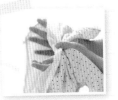

1.将贴身内衣及外套提前叠好放置，注意将袖子完全展开。

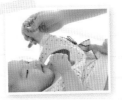

2.将衣袖伸开，妈妈的手从袖口进入，牵引出宝宝的胳膊；之后再穿另一侧。

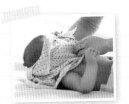

3.领口的扣子不要系得太紧，将领子松散着，仅将内衣的布带系结实即可。

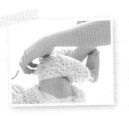

4.将裤腿展开，把宝宝的腿放入裤腿之中。

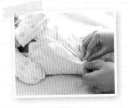

5.外衣的纽扣不可生硬地摁，要将衣服拎起离开宝宝身体后再摁上。托住宝宝的屁股，将内衣和外套伸展平整。

第一阶段

13

排除恶露，开胃补血

产后第一周的调理重点

不论是自然分娩还是剖宫产，新妈妈在最初几日里会感觉身体虚弱、没有食欲。如果这时强行吃下油腻的"补食"只会让胃口更加减退。这个阶段的调理重点是排除体内恶露、废水等；补充元气，强健脾胃；促进伤口愈合以及恢复子宫机能。

坐月子要点

开胃

在产后的第一周里，可以吃些清淡的荤食，如肉片、肉末。瘦牛肉、鸡肉、鱼等，配上新鲜蔬菜一起炒，口味清爽营养均衡。橙子、柚子、猕猴桃等水果也有开胃的作用。饮食上应适当增加水分，这会有利于母乳的分泌。

坐月子要点

补血

不知不觉分娩后快一周了，新妈妈的伤口基本上愈合了。这时可以开始尽量多食补血食物，调理气血。苹果、梨、香蕉能减轻便秘症状又富含铁质，动物内脏富含多种维生素，是完美的维生素补剂和补血剂。

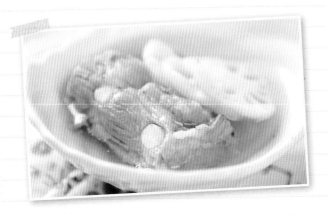

坐月子要点

月子餐的基本原则

🌳 饮食清淡且易消化

在产褥期，新妈妈应吃些清淡且易消化的食物。在食物的烹饪上，宜采用蒸、炖、焖、煮等方式，而少用煎、炸的方法。

🌿 注意调护脾胃

在产褥期，新妈妈应吃一些有利于健脾开胃、增进食欲、促进消化的食物，如山楂糕、红枣、山药、番茄等。

🌿 多进食汤饮

汤类味道鲜美，不仅易于消化吸收，还能促进乳汁分泌。新妈妈可以多进食各种汤饮，如鲫鱼汤、猪蹄汤、蛋汤等。

🌿 多吃含钙、铁丰富的食物

处在哺乳期的新妈妈对钙的需求量很大，因此，要特别注意对钙的补充。奶和奶制品的含钙量最为丰富，且易于被人体吸收利用。虾皮、大豆、芝麻酱等也能提供丰富的钙质。

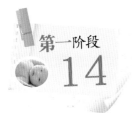

第一阶段
14

排除恶露，开胃补血

产后第一周 调理食材

产后第一周，新妈妈不要胡乱进补，掌握科学的坐月子方法，才能帮助新妈们快速恢复身体健康。为了补充妈妈在分娩过程中的大量消耗，第一周的饮食应以富于营养、足够的热量并利于恶露排除为原则。

坐月子要点

食补关键词：**高热量**

对于刚生下宝宝的新妈妈来说，身体仍处在极度虚弱的状态，同时肠胃的蠕动也较差，对食物的消化与营养吸收功能尚未恢复。进补要考虑身体状况，更需要注意针对性。

红糖水

新妈妈在分娩中消耗大量的精力与体力，加之失血过多，急需补充大量铁质。红糖水非常适合产后第一餐食用，它不仅补血，还能促进新妈妈产后恶露排出。不过红糖水不能喝得太多。

鸡蛋

新妈妈如果自我感觉消化情况较好，第二餐开始便可开始试试鸡蛋。鸡蛋富含的营养，有助于新妈妈恢复体力，维护神经系统的健康，减少产后抑郁情绪。每天吃2～3个鸡蛋即可，但要注意分两餐吃。

小米

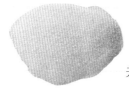

小米中含有丰富的维生素B_1和维生素B_2，膳食纤维含量也很高，能帮助新妈妈恢复体力，并刺激肠蠕动，增加食欲。

猪肝

第一周是新妈妈排恶露的黄金时期，产前的水肿以及身体多余水分也会在此时排出，推荐以猪肝作为补气养血的主食，每天约100克为佳。不宜给新妈妈过多喝鸡汤等，吃得太好，不易被吸收，反而造成乳汁回流。

坐月子要点

产后第一周 饮食禁忌：

发酵类食物

剖宫产后腹胀很厉害。容易发酵产气多的食物，如糖类、黄豆、豆浆、淀粉类食物，应该少吃或不吃，以防腹胀更加严重。

炸、辣、热食物

剖宫产妈妈产后由于腹内压突然减轻，腹肌松弛、肠子蠕动缓慢，易有便秘倾向，由于疼痛致使腹部不敢用力，大小便不能及时排泄，容易造成大便秘结。应少食油炸、辛辣、燥热食物，谨防发生便秘。

月子前的准备

第一阶段

第二阶段

第三阶段

第四阶段

远离疾病

产后美容

塑身美体

第一阶段
15

排除恶露，开胃补血

第一阶段的月子餐：主食

产后初期，新妈妈体质尚虚，分娩产生的大量废水和恶露尚未排除，不适宜大热大补。食物以清淡富有营养为主，可以多喝些汤或吃一些面食。

产后食谱

桂圆小米粥

材料 糯小米80克，桂圆肉50克，白糖适量。

做法 1.糯小米淘洗净，加入5杯水煮粥。

2.粥将熟时，将桂圆肉剥散加入，稍微搅拌，续煮12分钟，加适量白糖调味即可。

小米具有促进肠道蠕动的功能，能够帮助肠胃吸收营养，帮助恢复体力。

产后食谱

鸡肉粥

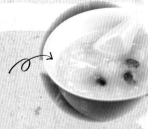

材料 粳米50克，生鸡1只，香油、生姜、盐、酱油、大葱各适量。

做法 1.将鸡洗干净，放入沸水中略焯一下。将鸡下锅，用中火煮40分钟，捞出，放入凉开水中，再捞出控干水，抹上香油。

2.将粳米淘洗干净倒入锅内，加原汁鸡汤及调味料，用大火煮沸，再改用小火煮至粥稠，便成鸡肉粥。

产后食谱

牛肉粥

材料 牛肉60克，粳米150克，葱段、姜块各适量。

做法 1.将粳米淘洗干净；牛肉洗净，剁成肉末，备用。

2.把锅放在火上，倒入开水烧沸，放入葱段、姜块、牛肉末，煮沸后捞出葱、姜，撇去浮沫，倒入粳米，煮成粥，用盐调味即成。

育儿小提示

◎ "产后第一汤" ——生化汤…

材料 当归40克，川芎30克，桃仁25克，干姜25克，蜜甘草25克，清水1000毫升。

做法 1.清水700毫升，加入材料，用砂锅大火煮沸后转小火加盖煮60分钟，约剩200毫升，倒出备用。

2.在砂锅中加入清水300毫升，大火煮沸后转小火煮60分钟约剩100毫升。将第一次和第二次和在一起拌匀。

具有活血化瘀、排出恶露、温暖子宫、收缩子宫的功效。

产后食谱

特色温拌面

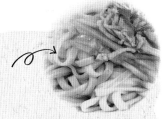

材料　面条500克，黄瓜丝、熟肉丝各30克，香菜20克，鸡汤、酱油、香醋、芝麻酱、盐、味精、麻油各适量。

做法　1.芝麻酱加少许盐和开水调稀；香菜切细末；酱油、醋、鸡汤、味精、麻油调成味汁。

2.面条煮熟装盘，放入黄瓜丝、熟肉丝、香菜末，浇入芝麻酱和味汁即成。

咸香爽口，含有丰富的蛋白质、糖类、脂肪、钙、磷、铁、锌及多种维生素。

产后食谱

小米面发糕

材料　黄豆面300克，小米面650克，食用碱6克，温水500克，小苏打适量。

做法　1.将小米面放盆内，加黄豆面、小苏打和碱，再加温水，搅拌均匀，调成稀软面团。

2.笼屉内铺好屉布，将稀软面倒在屉布上抹平，放入冒大气的蒸锅内，用大火沸水足气蒸25分钟，蒸至熟透出屉，切成菱形块即可。

本品富含磷、脂肪、维生素B$_1$、铁、钙、维生素B$_2$、胡萝卜素、尼克酸及蛋白质等，具有独特清香味，适宜新妈妈及缺铁性贫血患者食用。

产后食谱

虾肉水饺

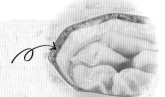

材料　虾肉200克，芹菜末300克，水和面团1400克，葱花、盐、味精、料酒、酱油各适量。

做法　1.虾肉、芹菜末加盐、味精、料酒、酱油搅匀成虾肉馅。

2.将和好的面团揉条、揪剂子，擀成中间厚、周边薄的圆形面皮，包入虾肉馅，捏成饺子。

3.把水烧沸，倒入饺子煮熟，撒上葱花即成。

本品馅心鲜嫩，汁多味美；新妈妈常食可滋阴、强体、养胃。

产后食谱

鸡胗丝瓜面

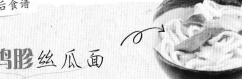

材料　面条300克，鸡胗肝150克，丝瓜100克。葱头50克，花生油400克，白糖8克，盐5克，淀粉、葱花、料酒各6克，鲜汤适量。

做法　1.将鸡胗肝、丝瓜分别洗净，切成小薄片，加调料放入碗内；面条用开水煮熟。

2.油锅下鸡胗肝、丝瓜片炒熟，加调好的汁再炒片刻，淋在面条上，起锅装入盘内即可。

鸡肝有补肝益肾的功效，鸡胗有健脾和胃的作用。本品可防治缺铁性贫血。

产后食谱

海米菠菜粥

材料 大米300克，海米50克，菠菜、盐各适量。

做法 1. 将大米洗净，海米泡水，菠菜洗净焯烫后切段。

2. 锅中加适量水煮沸，放入大米和海米一起熬煮成粥，待粥熟后再放入菠菜段略煮，最后加适量盐调味即可。

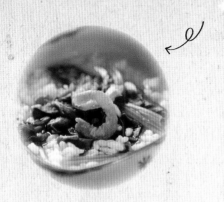

产后食谱

白萝卜肉饼

材料 白萝卜、面粉各150克，猪瘦肉100克、姜、葱、盐、植物油各适量。

做法 1. 白萝卜洗净，切丝，用油翻炒至五成熟，备用。

2. 猪瘦肉洗净，剁碎，加白萝卜丝、调料，调成白萝卜馅。

3. 将面粉加水和成面团，揪成面剂，擀成薄片，包入萝卜馅，制成夹心小饼。锅置火上倒油烧热，放入小饼烙熟即可。

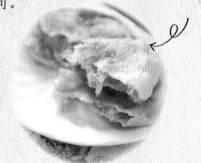

产后食谱

日式凉面

材料 菠菜面100克，鸡蛋1个，小黄瓜1根，胡萝卜1/2根，海苔丝、酱汁各适量。

做法 1. 鸡蛋打散，以平锅煎成薄片并切细丝；小黄瓜洗净切丝；胡萝卜洗净去皮切成细丝。

2. 锅中放水，水滚后加入菠菜面至熟软，捞出泡冰水，待凉后捞出备用。

3. 食用时，将黄瓜丝、海苔丝、蛋丝、胡萝卜丝等材料混合，蘸酱汁食用即可。

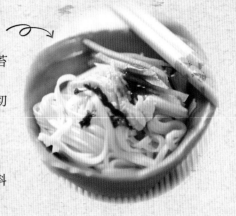

产后食谱

蒸南瓜饼

材料 南瓜1/2个，糯米粉、澄粉各300克，白糖、豆沙馅、芹菜各适量。

做法
1. 将南瓜去皮，去籽，洗净切成小块。
2. 放蒸锅蒸熟（也可包上保鲜膜，用微波炉加热10分钟左右）。
3. 将熟南瓜肉碾成泥状，加糯米粉、澄粉、白糖和成面团。将面团分成若干小剂子，包入豆沙馅成饼胚。
4. 在饼胚表面刻上装饰纹，顶部加芹菜梗点缀后放入平盘，蒸4～5分钟即可。

产后食谱

鱼吐司

材料 吐司面包4片，鱼肉300克，植物油、蛋清、葱、姜、酒、鸡精、甜酱各适量。

做法
1. 吐司面包去边皮，切成厚4～5毫米的片，鱼肉剁成泥，加蛋清、葱、姜、酒、鸡精一起拌匀。
2. 将调好的鱼泥分别抹在切好的吐司面包上，用刀抹平。
3. 油锅五成热时，放入鱼吐司炸，炸至呈黄色后出锅。每块鱼吐司切成8小块，盘边上加甜酱，蘸食即可。

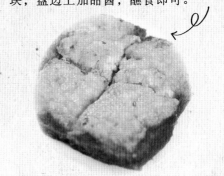

产后食谱

地瓜大米枣粥

材料 地瓜200克、红枣50克、大米300克。

做法
1. 将地瓜去皮，洗净，切成小丁。
2. 红枣、大米分别洗净。
3. 将锅置火上，加适量清水，放入大米、红枣、地瓜，先用旺火煮开，后改用文火煮至饭熟即成。

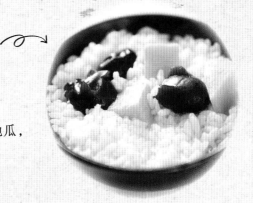

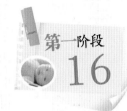

第一阶段 16

排除恶露，开胃补血

第一阶段**的月子餐：汤品**

产后初期，新妈妈体质尚虚，以清淡富有营养为主，在初乳没下来之前，不要吃任何催奶食物。

产后食谱

黄豆猪骨汤

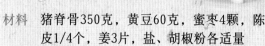

材料 猪脊骨350克，黄豆60克，蜜枣4颗，陈皮1/4个，姜3片，盐、胡椒粉各适量

做法 1.将猪脊骨斩件，放入滚水中煮4分钟，捞起洗净。

2.黄豆、蜜枣、陈皮洗净备用。

3.把所有材料放入锅内，加入清水，用大火煲滚后改用小火煲3小时，放入调料即可。

产后食谱

山药红枣排骨汤

材料 红枣6枚，排骨300克，山药280克，生姜2片，盐5克。

做法 1.山药去皮、切小块；排骨洗净、氽烫后去血水后放锅中加调料炖煮。

2.待其快煮好时，放入红枣、姜片，再稍微煮一下即可。

产后食谱

当归黄芪补血汤

材料 当归12克，黄芪50克，枸杞15克，鸡腿1个，盐、米酒各适量。

做法 1.鸡腿切小块，氽烫后去血水。

2.鸡腿、药材加清水放入锅内，用大火煮开后，转小火煮至鸡腿熟烂。

3.加盐、酒调味即可食用。

产后食谱

银耳花生汤

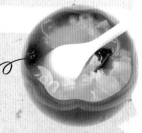

材料 银耳20克，花生米100克，蜜枣、红枣各10枚，薏米15克。

做法 1.红枣去核；蜜枣洗净；薏米清水浸过。

2.将银耳泡发开，洗净；花生米热水浸过，去皮。

3.用清水煲滚，放入花生米、蜜枣、红枣同煲，待花生煲好时，放入银耳、薏米一同煲汤。煲好后下盐调味，即可食用。

月子前的准备 · 第一阶段 · 第二阶段 · 第三阶段 · 第四阶段 · 远离疾病 · 产后美容 · 塑身美体

小豆鲤鱼汤

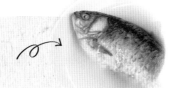

产后食谱

材料　鲤鱼1尾（约300克），赤小豆120克，盐适量。

做法　1.将鲤鱼去肠杂及鳞洗净，赤小豆洗净。

2.锅内下油烧热，放入鲤鱼煎至两面微黄，盛出。

新妈妈多吃可增加乳汁量。

木耳海参汤

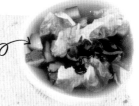

产后食谱

材料　水发海参100克，木耳、银耳各80克，黄瓜1根，盐、料酒、胡椒粉、鸡精、香油、姜、葱、香菜各适量。

做法　1.将海参洗净切成小块，黄瓜切成片，葱切丝、姜切片，香菜切段备用。

2.把姜片炒香，再放入银耳和木耳，倒入适量高汤，加料调料小火炖半个小时后放入海参、胡椒粉，烧开盛入碗中，淋少许香油即可。

本菜养阴润燥、营养丰富。

银耳竹荪汤

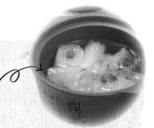

产后食谱

材料　竹荪50克，银耳15克，鸡蛋1个，盐1小匙，鸡精1/2小匙。

做法　1.先将竹荪加工洗净，银耳用水泡发洗净去蒂，鸡蛋打入碗中搅成糊。

2.坐锅点火，锅中加入清水，用大火煮沸，倒入鸡蛋糊，加入竹荪、银耳，再用小火煮10分钟。

3.加盐、鸡精调味后即可食用。

银耳是一种含粗纤维的减肥食品，营养价值很高。此汤具有减肥、美容的功效，适用于消除腹壁脂肪。特别有助于产后身材的恢复。

芡实莲淮枣鸡汤

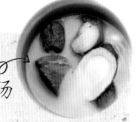

产后食谱

材料　芡实、莲籽、淮山各15克，大枣10克，鸡肉250克，香油、盐、鸡精各适量。

做法　1.将鸡肉洗净、切片。

2.置火上，加适量清水、鸡肉、芡实、莲籽、淮山、大枣、用大火煮沸后，改用小火炖至肉熟透时，放入香油、鸡精、盐调味即可。

此汤甜中带咸，清香。具有补气益血、固摄乳汁的作用。适用于治疗产后气血不足、乳汁自漏等症。

月子前的准备
第一阶段
第二阶段
第三阶段
第四阶段
远离疾病
产后美容
塑身美体

第一阶段
17

排除恶露，开胃补血

第一阶段**的月子餐：配菜**

新妈妈在坐月子初期会感觉到身体虚弱、胃口比较差。如果食用比较油腻的食物只会让食欲更加减退。可以吃些清淡的荤食，如瘦肉片、肉末、鱼等，配上新鲜蔬菜一起炒，不但口味清爽，而且营养均衡。

产后食谱

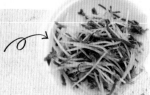

爽口番杏菜

材料　新鲜番杏菜500克，香醋、盐、蒜泥、香油各适量。

做法　1.先将番杏菜清洗干净，然后用滚水略烫一烫，沥净水后放入盘中。

2.再将香醋、盐、蒜泥和少许香油调成汁，淋在盘中的番杏菜上，略腌一会儿食用。

产后食谱

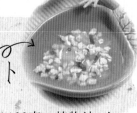

肉末烩小水萝卜

材料　瘦猪肉、小水萝卜各100克，植物油1小匙、盐、青蒜、水淀粉各少许。

做法　1.将猪肉剁成碎末，小水萝卜洗净，切成1厘米见方的丁，用开水烫一下。

2.将油放入锅内，热后先煸葱及肉末，投入小水萝卜炒匀，加水烧开，待将熟放入盐、青蒜，用淀粉勾芡即可。

产后食谱

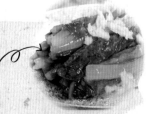

蒜茸油麦菜

材料　油麦菜300克，植物油2大匙，盐、鸡精各1/2小匙，大蒜20克。

做法　1.把油麦菜择洗干净，切成6~7厘米长的段。

2.把油烧热，放入油麦菜，加入鸡精和盐，炒到油麦菜碧绿关火。

3.放入蒜末，起锅装盘即可食用。

产后食谱

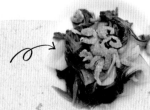

海米油菜

材料　油菜200克，海米50克，植物油、盐、鸡精、鸡汤、白糖各适量。

做法　1.将油菜洗净切成长段，以植物油煸炒。

2.加入海米，再加入适量盐、白糖、鸡精和鸡汤，至熟后加入淀粉汁，使汤汁透明即可。

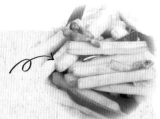

产后食谱

炒竹笋

材料 竹笋250克，瘦猪肉20克，红辣椒15克，植物油3大匙，香油、鸡精各1/2小匙，酱油、蒜、葱各2小匙。

做法 1.把竹笋剥开后切成长条。

2.把瘦猪肉切成丝。

3.把辣椒切条，把葱切粒，蒜头切成末。

4.将油锅烧热，先将葱、蒜末爆香。

5.再放入竹笋、瘦猪肉丝、红辣椒翻炒。

6.最后加入鸡精、酱油、香油炒匀，即可入盘。

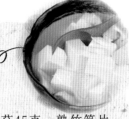

产后食谱

蘑菇炖豆腐

材料 嫩豆腐500克，鲜蘑菇45克，熟竹笋片30克，素汤汁适量，酱油10克，香油35克，盐、鸡精各适量。

做法 1.把鲜蘑菇削去根部黑污，洗净，放入沸水中焯1分钟，捞出，用清水漂凉，切成片。

2.将嫩豆腐切成小块，用沸水焯后，捞出待用，在砂锅内放入豆腐、笋片、鲜蘑菇片、盐和素汤汁，用中火烧沸后，转小火炖，加入酱油、鸡精，淋上香油即可。

产后食谱

芝麻酱拌生菜

材料 生菜400克，香油2小匙，醋、白糖、酱油、辣椒油各1小匙，芝麻酱20克，盐、鸡精各1/2小匙。

做法 1.将生菜切去根，择去边叶，用清水洗干净，沥干水分。

2.用冷水过一遍，切成3厘米长、1厘米宽的段，放入盘内。

3.将芝麻酱用适量冷水调稀，加调料搅匀，淋在生菜上即可食用。

生菜中膳食纤维和维生素C较白菜多，具有消除多余脂肪的作用。

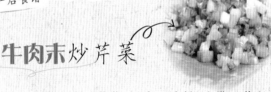

产后食谱

牛肉末炒芹菜

材料 牛肉50克，芹菜200克，淀粉2小匙，酱油、料酒、盐、葱、姜各1小匙，植物油2大匙。

做法 1.将牛肉去筋膜洗净，切碎，用酱油、淀粉、料酒调汁拌好。

2.将芹菜洗净切碎，用开水烫过，葱去皮洗净切葱花，姜洗净切末。

3.锅内放油烧热，先下葱、姜煸炒，再下牛肉末，用大火快炒，取出待用。

4.锅中留余油烧热，下芹菜快炒，加盐炒匀，然后放入炒过的牛肉末，再用大火快炒，并加入剩余的酱油和料酒，搅拌几下即可盛出食用。

月子前的准备 第一阶段 第二阶段 第三阶段 第四阶段 远离疾病 产后美容 塑身美体

产后食谱

清蒸鲷鱼

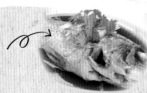

材料 鲷鱼1尾，姜丝5克，葱3段，白酒、酱油各1小匙，植物油2小匙。

做法 1. 将鲷鱼从腹部剖开，收拾干净后，在背部划开几刀。

2. 将鲷鱼洗干净放入盘中，洒上酒，并加入姜丝及酱油。

3. 用蒸锅蒸10分钟，取出后撒上葱花即成。

此菜清淡可口，脂肪含量较低，营养丰富，鲷鱼中含有优质的蛋白质，可以加强身体的热量代谢，加速器官组织恢复正常功能。

产后食谱

山药烧胡萝卜

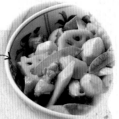

材料 山药200克，胡萝卜40克，藕30克，香菇50克，豌豆30克，葱末、高汤、酱油、盐各适量。

做法 1. 山药切成块，胡萝卜、藕切片，香菇切开。

2. 油热后用葱花炝锅，将上述材料倒入煸炒。

3. 加入高汤及调味料，煮熟即可。

山药药性甘、平，归肺、脾、肾经。具有益气养阴、补脾肺肾的作用。

产后食谱

炒豆皮

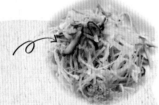

材料 豆皮1个，香菇2朵，胡萝卜25克，麻油1小匙，姜片2～3片。

做法 1. 豆皮、胡萝卜切成丝，香菇切薄片。

2. 将麻油烧热，爆香姜片，再放入豆皮、胡萝卜丝、香菇片炒熟即可。

豆皮含有黄豆的营养素，是天然植物雌激素的食物来源之一，可以帮助女性雌激素的调整。香菇是矿物质的良好来源，可以帮助血糖代谢，加强新陈代谢。

产后食谱

三色冬瓜丝

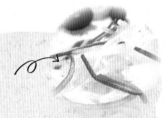

材料 冬瓜250克，胡萝卜、绿尖椒各150克，盐1小匙，鸡精1/2小匙，淀粉1大匙。

做法 1. 将锅置火上放油烧至三成热，倒入冬瓜、胡萝卜、绿尖椒丝略炒一下后装盘备用。

2. 锅中放水烧沸后，将全部蔬菜倒入沸水中焯一下，去除油腻和涩水，用漏匙沥去水分。

3. 锅内放少量油烧至八成热后，倒入全部原料加盐翻炒2分钟。

4. 用淀粉勾芡，起锅装盘即可食用。

第三章

月子期的
第二阶段（8～14天）

产后2周内为子宫收缩最快速的时候，所以产后2周内，除适当下床轻微活动以外，其余时间最好卧床休息。

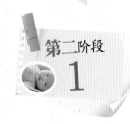

新妈妈如何照顾自己

怎么才能让自己的乳汁增多

目前绝大多数的新妈妈都明白哺喂母乳的各种好处而坚持自己喂奶。问题是有许多妈妈为自己的奶水不足而烦恼不已。有关新妈妈乳汁不足的各类问题，其实都是可以改善的。

坐月子要点

适当做一些按摩

可使用乳头矫正的方法以左手或右手的示指及拇指放在乳晕两旁，先往下压，再向两旁推开；或是以乳头为中心点，采取左右、上下对称的方式按摩，这种方法会使乳头较易突出。另外，也可在分娩前注意乳房及乳头的保养。

乳房和乳头的清洁平时不需要使用香皂和浴液，只要在洗澡的时候用清水冲洗就足够了。

坐月子要点

让宝宝多吸吮乳头

妈妈的奶水越少，越要增加宝宝吮吸的次数；由于宝宝吮吸的力量较大，正好可借助宝宝的嘴巴来按摩乳晕。宝宝跟母乳的关系是从出生后开始的。新生儿被抱在妈妈胸前时，自然而然地就会开始寻找奶头。

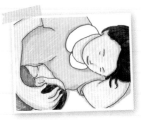

←新妈妈一定不要因为刚开始没有乳汁就不让宝宝吸吮奶头，应该让他多多接触乳头。

坐月子要点

如何判断母乳是否充足

判断依据	判断标准
哺乳情况	能够听到连续几次到十几次的吞咽声；两次喂哺间隔期内，宝宝安静而满足；宝宝平均每吸吮2～3次就可以听到下咽一大口的声音，如此连续约15分钟就可以说明宝宝吃饱了
排泄情况	宝宝大便软，呈金黄色糊状，每天排便2～4次，尿布24小时湿6次或6次以上
睡眠情况	如果吃奶后宝宝安静入眠，说明宝宝吃饱了。如果吃奶后还哭，或者咬着乳头不放，或者睡不到两小时就醒，则说明奶量不足
体重情况	新生儿每周平均增重150克左右，2～3个月的宝宝每周增长200克左右
精神状态	宝宝眼睛很亮，反应灵敏
乳房情况	从妈妈乳房的感觉看，喂哺前乳房比较丰满，喂哺后乳房较柔软且妈妈有下奶的感觉

月子前的准备　第一阶段　第二阶段　第三阶段　第四阶段　远离疾病　产后美容　塑身美体

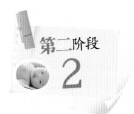

新妈妈如何照顾自己

学会绑腹带

最好从产后第二天就开始绑腹带。特别是对于剖宫产的产妇，绑腹带能帮助伤口复原。腹带的作用其实主要不是减肥，而是对内脏的固定作用，可预防胃下垂。

坐月子要点

腹带的绑法

1. 先对折成狭长的带子，然后卷好卷紧，以随时备用。

2. 仰卧、平躺，然后将双膝竖起、脚底平放在床上；臀部抬高，尽量让大腿与腹部呈一直线，体弱者可于臀部下垫两个垫子。两手放在下腹部，手心向前，用手掌尺侧将内脏往心脏的方向按摩8～12下。

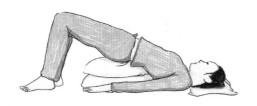

3. 将两手放在下腹部，手心向前，用两手边从耻骨处将内脏往心脏的方向按摩，使下腹凹下。

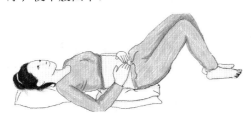

4. 右手握着卷紧的腹带，左手拉出带头，将下腹部往上托，由两边耻骨上部开始绕起。一开始要捆紧下腹部，再渐渐放松。分两段式绑，从耻骨绑至乳房下，至少绑18圈，前7圈重叠缠绕，每绕一圈半要"斜折"一次，后11圈则稍微松一些，对叠次数也少一些，每圈往上挪高2厘米，螺旋状地往上绑，一直往上绕到横膈膜处，再以安全别针固定。

5. 拆下时须一边拆一边卷回实心圆筒状备用。

坐月子要点

注意事项

1. 若腹围较大者须用三条腹带接成两条来使用；太瘦、髋骨突出、腹带无法贴住肚皮者，须先垫上毛巾后再绑腹带。

2. 要想取得最佳效果请不要怕麻烦，早晨起床、盥洗、如厕后就要缠绑腹带。

3. 午餐、晚餐前拆下，进食后再绑；洗澡前也要拆下，洗完澡再绑。

4. 入睡前要拆下，拆卸时一面松开一面把布带卷起，以便下次使用。

5. 多准备几条，便于勤加更换，保持干爽卫生。

月子前的准备 第一阶段 第二阶段 第三阶段 第四阶段 远离疾病 产后美容 塑身美体

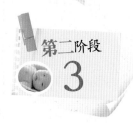

第二阶段 3

新妈妈如何照顾自己

做好**产后的清洁护理**

新妈妈在分娩后身体虚弱，洗头、洗澡都有受寒和感染的风险，其实处理适当，这些风险是可以避免的。民间认为月子不能洗头、洗澡，甚至连刷牙都被禁止，其实这些是不对的。

坐月子要点

如何**清洗会阴**

新妈妈在产后因阴道受到损伤，在医院内的前3天，每天均有护士清洁外阴，回家后自己即可每天1～2次清洗外阴，使用温水，清洗顺序应该从前往后，保持外阴的清洁，可以防止产褥期感染。

坐月子要点

做好**口腔清理**

因为受雌激素的影响，新妈妈在坐月子里会牙龈水肿、充血、刷牙时容易发生牙龈出血，这就是旧习俗认为产妇不能刷牙的原因。其实月子期间月子餐顿数多，甜食多，加上产妇吃了就睡，很容易形成龋齿以及牙龈炎等。产妇应该和平时一样，产妇应该养成天天刷牙的习惯，还要加强口腔护理。

选择软毛牙刷，刷牙前要用温水泡软刷毛。刷牙要用温开水，要采用竖刷法。

坐月子要点

月子期**可以适当淋浴**

一般分娩后第7～10天就可以淋浴了出院后刚开始几天新妈妈们可以用擦澡的方法先过渡一下；剖宫产的妈妈也要等到伤口恢复比较好以后再洗澡。

🌿 **准备工作**

1．关好门窗，避免对流风，室温及浴室内温度调节26℃～32℃。

2．调节水温在39℃～41℃，备好洗浴用品：浴液、洗发液、浴巾等。

3．洗澡后出来的环境温度，务必保持恒温。

🌿 **注意事项**

1．产后洗浴禁用浴盆、避免生殖道逆行感染；若不具备淋浴条件，妈妈可以用开水擦洗。

2．洗澡次数尽量减少，最多一天一次；但是阴部的冲洗必须每天进行。

3．洗浴的时间不能太长，控制在10～20分钟为宜，最好是把洗头洗澡分开进行。

4．洗澡过程中必须有人看护或在外面等候，谨防新妈妈在洗浴过程中晕倒。

月子前的准备 第一阶段 第二阶段 第三阶段 第四阶段 远离疾病 产后美容 塑身美体

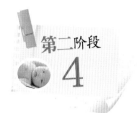

第二阶段

4

新妈妈如何照顾自己

产后乳房护理

产后乳房千万不要强力挤压，否则会导致乳房内部软组织挫伤，形成增生。最好佩戴专门的哺乳胸罩，防治日后乳房下垂。乳房和乳头清洁时不需要使用香皂。

坐月子要点

乳房胀痛怎么办

倘若乳房极度膨胀，疼痛剧烈难以忍受，可采取下列措施：

1. 用乳罩将乳房向上兜起托住。

2. 哺乳前，用湿毛巾热敷乳房或在湿毛巾上放个热水袋以促使乳汁畅流.

3. 哺乳间歇，用湿毛巾冷敷乳房以减轻局部充血，夏季可用冰袋。

坐月子要点

选择合适的胸罩

产后新妈妈就可以换上专门的哺乳胸罩了。除了能让哺乳变得更为方便以外，还起到了很好的保护作用。另外一种塑身胸罩，即修饰胸部曲线，使胸部挺立、防止双乳下垂，建议新妈妈在月子结束后再穿。

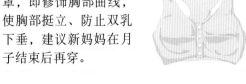

产后新妈妈的睡姿以仰卧位佳，尽量不要长时间向一个方向侧卧，这样不仅容易挤压到乳房，也会造成双侧乳房发育不平衡。

坐月子要点

对乳房的清洁护理

在正常哺乳结束以后，新妈妈要用温清水将乳房和乳头擦拭干净。切忌使用香皂和酒精之类的化学用品来擦洗乳头，否则会导致乳房局部防御能力下降，乳头干裂而导致细菌感染。

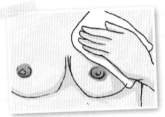

←新妈妈们可以先用温水将乳晕和乳头擦洗干净，然后把毛巾稍稍拧干，呈环绕形地敷在乳房上（露出乳头）。

→两条毛巾交替使用，每2～3分钟更换一次毛巾，反复做15分钟，敷至皮肤呈微红色，即达到效果。每次喂奶前半小时做。

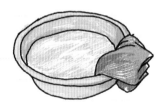

坐月子要点

退奶时的护理

新妈妈可以通过冷敷乳头、穿紧身胸衣、用棉布绷紧胸部等方法进行退奶，同时减轻胀乳的不适。尽量避免热敷、按摩乳房、频繁地挤奶。

胸罩内应放置乳垫或棉质毛巾，用以吸收溢出的乳汁。乳垫及毛巾要勤换洗。

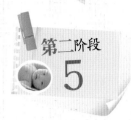

第二阶段
5

新妈妈如何照顾自己
产后 如何穿衣

有的人认为坐月子时衣服穿得越多越好，甚至捂头扎腿，其实这对新妈妈非常有害。新妈妈皮肤排泄功能特别旺盛，最好要选择纯棉透气的衣服。

坐月子要点

内衣的选择

产后坐月子期间，身材还是大一号，可继续穿着孕妇内裤，或暂时穿着纸裤；要哺乳的妈妈，则须事先购买哺乳胸罩，方便哺喂母乳。

❦ 哺乳胸罩

专为哺喂母乳的妈妈所设计，减少喂母乳时必须穿脱的麻烦。

选购原则：选择适合的尺寸，建议购买2～3件，以便换洗。

❦ 产妇内裤

主要是在坐月子期间使用，可选择使用纸裤或依旧穿着孕妇内裤来度过这段产后尴尬期。

选购原则：方便使用：纸裤用完即丢，是很方便的选择。可先购买1包试用，若恶露变少，可换穿一般内裤。

❦ 腰夹

产后腰围多少会增加些，腰夹可以收束腰部，雕塑背部、腰部曲线。

选购原则：选购柔软舒适材质。

❦ 束腹带

分娩之后使用，能加强产后腹部肌肉的恢复、子宫收缩及帮助剖宫产的新妈妈止痛、止血及固定伤口。腹带裙亦有相同的功效。

选购原则：选择舒适的质材，每天使用束腹带的时间很长，要注意质材舒适感。

❦ 束腹裤

兼具束腹和内裤的双重功能，防止臀部下垂、加强腹部肌肉恢复，美化大腿。剖宫产的新妈妈因肚子有伤口，坐月子期间不适合使用。

选购原则：束腹的程度应采取渐进式，千万不要一开始就穿着太紧的尺寸，以免造成压迫，导致血液循环不良。

坐月子要点

不要过早穿塑身内衣

穿着紧身的塑身内衣会影响身体的卫生，不利于产后恢复，特别是剖宫产者。专家建议：最好在产后1个月开始穿着，不过，哺乳的新妈妈还是应坚持使用哺乳文胸。

胸罩的选择应选择前开式的，这样在喂奶时都比较方便。也可以选择有伸缩性的布料，从下向上戴的，以及肩带式或比较肥大的乳罩。

月子前的准备 第一阶段 第二阶段 第三阶段 第四阶段 远离疾病 产后美容 塑身美体

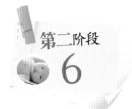

第二阶段 6

新妈妈如何照顾自己

月子期 **洗澡注意事项**

目前许多家庭都有电热水器、热水来源不成问题，新妈妈在卫生间舒舒服服洗个淋浴已不是什么奢望。但不论擦澡或洗澡，都要注意以下几点。

坐月子要点

洗澡**时间**

夏天产后3天便可擦浴，冬天宜在1周后再擦洗。如果产后会阴部无伤口，疲劳已基本恢复，在产后1周可淋浴。如果会阴切口大，或裂伤厉害，腹部有刀口，则须等到伤口愈合后才能淋浴，在此期间可以进行擦浴。洗浴时间不要过长，5～10分钟即可，浴后赶快擦干身体，穿好衣服，以防感冒。

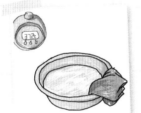

要保护好头部，不使吹风着凉，否则头部血管受到冷刺激会骤然收缩，引发产后的头痛病。

坐月子要点

洗澡**方式**

新妈妈洗澡时一定要洗淋浴，切不可盆浴，以免污水进入产道引起感染。新妈妈如果身体比较虚弱，不能胜任站立洗淋浴，就可采取擦洗的办法；身体状况好的新妈妈，就可在家中的卫生间，在家人的帮助下洗淋浴。

坐月子要点

室温**和水温**

夏季一半室温就可以，冬季以36℃～38℃较为适宜。水温也要合适，夏天水温相当于体温，即37℃左右就行，不能因贪凉而用凉水冲澡，否则易患月经不调、身痛等疾病。冬天应当高一些，但水温也不宜过高，一般在45℃左右，因温度过高，室内弥漫大量的水蒸气，容易缺氧，引起头晕、恶心、站立不稳等症状，新妈妈身体本来就虚弱，更容易发生这种症状。

在饥饿或饱食后不宜立即洗澡。洗后如有饥饿感应吃点东西，以补充耗损的气血。

育儿小提示

◎ "月子里能不能洗澡…

月子期间不但能洗澡，而且要经常洗澡，理由如下：

1.新妈妈在分娩时大量出汗，产后代谢旺盛，许多代谢的废物要排出体外。新妈妈出汗很多，还有恶露不断排出，再加上产后泌乳、乳房胀、还会滴奶水，不及时清洗，会使汗液、奶渍及污垢在皮肤上堆积，容易出现皮疹。

2.新妈妈分娩后体力消耗大，抵抗力降低，容易引起皮肤感染。因此新妈妈要比平时更讲究卫生才对，也就是说新妈妈洗澡是非常重要的。

月子前的准备　第一阶段　第二阶段　第三阶段　第四阶段　远离疾病　产后美容　塑身美体

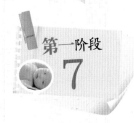

新妈妈如何照顾自己

简单的**产褥恢复操**

为了促进子宫复原以及避免"肉肚子""粗腰、臀大"等现象的发生，应学做产褥保健操。除了做操以外，产后下床活动也是保持身材的一个重要方式。

坐月子要点

腹式呼吸运动

双手放在肚子上。做深呼吸。让肚子鼓起来，稍微憋会儿气，然后再慢慢地呼出，使肚子瘪下去。每两三小时做5～6次。

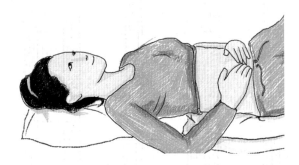

坐月子要点

躺着抬头运动

撤掉枕头，双腿并拢伸直，一只手放在肚子上，另一只手放在体旁。抬起头来，眼睛能看到肚子上的手（这期间不停止呼吸），再躺下。一天可做数次，每次要求每只手各做5次，共计10次，要在做腹式呼吸运动之后做。

坐月子要点

脚部运动

双腿并拢，脚尖伸直。用力弯曲脚脖子，这时要绷紧腿部肌肉，膝盖不要突起。呼吸两次，恢复原状。每日早、中、晚各作1次，每次各10下；左脚的脚尖伸直，右脚的脚脖子弯曲。左脚的脚脖子弯曲，右脚的脚尖伸直。接着再做10次脚部运动。

坐月子要点

手指运动

伸直手臂，握拳。然后把手尽量张开。一日可做10次。

坐月子小提示

◎产后是改善体质的最佳时期…

产后这段时间是自我调整的最佳时机。各方面的锻炼都可以影响人的体质，特别是对改变自己胖或瘦的体形。一定要抓住产后这个关键期，塑造或保持自己青春的风姿。

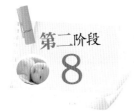

第二阶段 8

新妈妈如何照顾自己

如何**预防产后抑郁症**

大多数新妈妈在分娩后10天内，都会有一段时间情绪异常，心理不稳定，情绪低落，有哭泣悲观的现象，称为产后抑郁状态。对于产后抑郁，着重预防，从怀孕开始，一直到分娩以后。

坐月子要点

产后抑郁症**的原因**

社会因素

现代社会的"小家庭"越来越多，女性生孩子后，家中可以帮忙的亲属极为有限，因此，新妈妈对孩子由谁来看护的问题常常产生焦虑情绪。如果自己来照看，害怕失去工作。如果自己不照看，又没有合适的人选。

心理因素

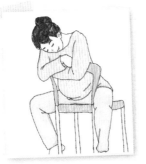

抑郁心理的女性，对母亲角色缺乏认同，对自己的母亲角色产生冲突和适应不良，无法克服做母亲带来的压力。

生理因素

女人从怀孕至分娩，体内激素水平发生很大的变化，多数专家认为产后抑郁的发生可能与雌激素、孕激素的变化相关；另外，新妈妈本人的健康状况较差对产生抑郁情绪也有很大影响。

坐月子要点

如何缓解**抑郁症**

凡事不必求完美

不要事事力求完美，敞开心胸，尽力而为就能从过程中体会到真正的乐趣。别给自己太多压力，并尽量将先生和家人能承担的家事或育儿责任交付给他们，为自己找到好帮手，这样就能轻松很多。

如果心情不好，想哭的话，不要勉强自己，如果哭泣真的能使自己恢复活力，那么就大哭一场来释怀吧！

消除不必要的担心

有些新妈妈由于宝宝总是会出现这样或那样的问题，而自己又没有育儿经验吗，怕家人埋怨自己而发生抑郁症。

其实，新生儿体质虚弱有些小毛病也都是十分正常的，至于没有育儿经验可以慢慢地学习。不必过分地担心。

加强夫妻亲密关系

新妈妈应迅速认识到，每一对伴侣都是凡人，都有自己的缺陷和毛病。把人们对亲密关系的期望值调整到现实的水平，重新点燃夫妻恩爱的火花，使爱情在彼此宽容中扩大。

发脾气之前，先冷静下来，把自己的辛劳和对丈夫的期待都诚恳地告诉他，通过良好的沟通，或许他会有所改善。

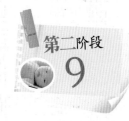

第二阶段
9

新妈妈如何照顾自己

我是否**患了产后抑郁症**

生完孩子之后，新妈妈容易得产后抑郁症，但不是所有的新妈妈都会上升到产后抑郁症的程度。下面是产后抑郁症的典型表现，请自我对照一下，就知道是否患了产后抑郁症。

具体表现	判断标准
整日无精打采	结束了分娩后，又要开始适应当妈妈的生活，虽然知道有一大堆事要做，但却提不起一点儿精神来。过着得过且过的日子，感觉生活特别的没意思，严重者还可能有离家出走
每天忧心忡忡	第一次接触小婴儿，第一次当妈妈，常会对育儿生活缺乏信心，整日忧心忡忡。其实，完全没有必要杞人忧天，只要驱走心中的忧虑，生活就是另一种色彩
喜欢伤心落泪	有时是因为过于疲惫，有时只为了别人的一句无心之言，就会觉得伤心而掉泪。多数时候没有特别悲伤的事，就不自觉地泪流满面
经常烦躁不安	有时候，一点小事都可能成为导火线，莫名其妙地烦躁起来。这可能是由于生活方式的改变和照顾宝宝的辛劳而引发的烦躁情绪，丈夫、婆婆，甚至连小宝宝都可能会成为吵架对象
进行自我封闭	多了一个小家伙，难免少了一些自由。如果身体恢复得很差，坐月子的时间很长，更是让新妈妈深感压力。这样的压力之下，会让人觉得自己好比"笼中鸟"，无论如何也快乐不起来
爱发脾气	每个人的脾气大小不同，但是有的妈妈脾气特别的大，忙碌的育儿生活让其烦躁不堪，脾气也越来越大。而有些丈夫又不会分担家事或在育儿生活中完全帮不上忙，因此造就了爱发脾气的妈妈
有虐待倾向	面对哭闹不止的宝宝，面对孤独、缺乏商谈对象的育儿生活，有时就会让新妈妈陷入虐待宝宝的倾向之中

有的新妈妈，心理变化是很大的，甚至产生一种矛盾的念头，又爱又恨她的宝宝，有些母亲甚至会拒绝喂食她的宝宝或对宝宝显得不关心。家人对新妈妈及新生儿无微不至的关怀，可以减轻新妈妈精神上的负担，避免产后抑郁症的发生。

月子前的准备

第一阶段

第二阶段

第三阶段

第四阶段

远离疾病

产后美容

塑身美体

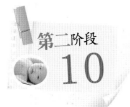

第二阶段 **10**

新妈妈如何照顾自己

如何 缓解剖宫产后的忧虑

剖宫产后疼痛总是难免的，这种疼痛必然会给新妈妈带来忧虑，担心疼痛什么时候才会消除，担心伤疤是不是一生都不会消失了。要消除这些忧虑，要从多方面入手。

坐月子要点

产后缓解疼痛的方法

找一个最好的哺育姿势

如果因为疼痛而忧虑的话，要想解除这种忧虑，首先应该让疼痛降到最低。比如找个最舒适的姿势哺育乳婴儿，并以最舒服的姿势上下床。要发现一个最舒适的哺乳方式，可能是不断尝试错误的过程。

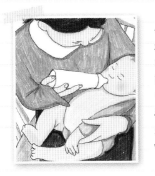

← 将一个枕头放在大腿上，用以支撑宝宝，同时也可以保护伤口。将会发现坐在椅子上，会比坐在床上更容易哺乳。

清除肺部的分泌物

做过麻醉的新妈妈，则需要深呼吸并咳嗽，以清除肺部的分泌物，这些分泌物是麻醉所产生的反应，因为咳嗽会使腹部的伤口产生疼痛感，可能会压抑原本的本能，而排出这些分泌物。身体舒适了，心中的忧虑也就淡化了。

正确地上下床

上床时，尽量坐在靠床头位置，环抱着腹部肌肉，放松双脚，一次提起一只脚到床上。也许，此时需要用双手来提起双脚，保持膝盖弯曲，将脚移在床上。同时，慢慢地用手把自己的身体移到床头位置。

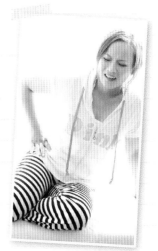

→ 尽量做出坐的姿势，并将双脚置于床沿，渐渐碰触地板。以一只手支撑伤口，同时弯曲膝盖，双膝慢慢并拢，避免肌肉扭曲。

床的高度最好能使脚刚好接触到地板，同时可以用力，使自己保持站立的姿势。若高度并非恰到好处，则应该慢慢地使脚接触到地面，再慢慢地下床，或是设法调整床的高度。

保持正确的站立姿势

在站着的时候，很可能会想要向前倾，以保护伤口，但是应该尽可能地直立站好。在行走的时候，放松并轻松地呼吸，以一只手支撑伤口部位。

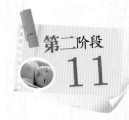

第二阶段 11

新妈妈如何照顾自己

母乳的挤取方法

正确的姿势是将大拇指放置在乳晕上方，其余4个手指放在乳晕下方，夹住后再轻轻推揉，推揉一段时间后，再用拇指在上其余4指在下的姿势勒紧乳房向前挤奶。若借助吸奶器进行吸奶，要注意个人和吸奶器卫生。

坐月子要点

吸奶器挤奶

🌰 放松乳房

在开始吸奶前要对乳房进行适当的按摩和热敷，从而促使乳腺扩张，为乳汁的顺利吸出做好准备。

🌰 清洁乳房

洗净手之后再开始吸奶，使用专业的乳头清洁棉进行擦拭；完成吸奶后仍然需要擦拭，并可以配套使用防溢乳垫来保持乳房的清洁与干爽。

🌰 控制挤奶的节奏

要按照循序渐进的步骤慢慢手动使用吸奶器，要由慢到快。当感觉到乳头疼痛或者吸不出奶的时候，就不要再继续使用吸奶器了。当吸奶器使用完毕后，须进行热水浸泡或用微波炉消毒。

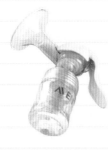

←不管使用哪种吸奶器，都需要注意罩杯贴合乳房，把乳头放在罩杯中心，从最低速档开始逐渐调到你觉得最舒服的高档为止。

坐月子要点

手工挤奶

🌰 准备挤奶

预先准备好挤奶用的已经消毒过的容器，将容器放在高度适合的容器上（如果腰弯的太低可能引起背疼），妈妈坐在椅子上，把盛奶的容器放在靠近乳房的地方。

🌰 挤奶的姿势

先清洁双手，挤奶时，妈妈用整只手握住乳房，把拇指放在乳晕的上方，其他4指放在乳头、乳晕的下方，托住乳房。

→挤奶不应该痛！因为挤奶不是挤乳头，而是挤乳头后面的乳腺管。如果感觉到痛，请立即停止。

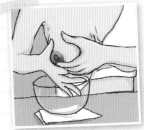

🌰 挤奶的技巧

新妈妈用拇指、食指挤压乳房，挤压时手指一定要固定，握住乳房。最初挤几下可能奶水不下来，多重复几次就好了。

每次挤奶的时间以20分钟为宜，两侧乳房轮流进行。一侧乳房先挤5分钟，再挤另一侧乳房，这样交替挤，奶水会多出一些。如果奶水不足，挤奶时间应适当延长。

新妈妈如何照顾自己

第二阶段 12

储存母乳

很多新妈妈在哺乳期就要重返职场投入紧张的工作。要坚持上班后也母乳喂养，就需要在单位将母乳挤出，下班后再带回家。但新鲜的母乳该如何保存，才能让宝宝放心地享用呢？

坐月子要点

母乳的保存期限

母乳保存的期限，国际母乳会根据多年的研究成果，列出以下时间表：

🌳 室温保存

1.初乳（产后6天之内挤出的奶）：27℃～32℃室温内可保存12个小时

2.成熟母乳（产后6天以后挤出的奶）：15℃室温内可保存24小时。

19℃～22℃室温内可保存10小时。

25℃室温内可保存6小时。

🌳 冰箱冷藏室保存。

0℃～4℃冷藏可保存8天。

🌳 冷冻保存

1.如果是冰箱冷藏室里边带有的小冷冻盒，保存期为两周。

2.如果是和冷藏室分开的冷冻室，但是经常开关门拿取物品，保存期为3～4个月。

3.如果是深度冷冻室，温度保持在0度以下，并不经常开门，则保存期长达6个月以上。

坐月子要点

如何储存母乳

🌳 准备好吸奶器和储奶用具

吸奶器和储奶用具最好是适宜冷冻的、密封良好的塑料制品；玻璃制品会让母乳中的活性因子吸附在上面，要尽量避免。

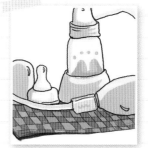

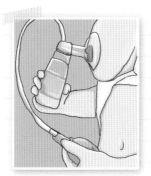

🌳 挤奶和吸奶

挤奶是个很重要的步骤，在上班时间，妈妈们可以选择手动挤奶。即使再忙，妈妈也要保证每3小时吸一次奶，这样可以有效防止奶胀和泌乳量的减少。

🌳 保存母乳

吸出的乳汁要立刻密封，放入冰箱冷藏或冷冻。可以使用母乳储存杯保存母乳，贴上日期和容量的标签。

封存好的母乳在在冰箱中最多只能冷藏储存48小时，冷冻可以储存3个月。在宝宝食用之前，需要把冷冻的乳汁先放在室温下或40℃的温水里解冻，解冻后轻轻摇晃就可以了。

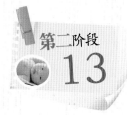

第二阶段 **13**

新妈妈如何照顾宝宝

配方奶喂养

分娩后，经过尝试与努力仍然无法保证充足的母乳喂养，或因妈妈的特殊情况不允许母乳喂养时，可以选择一些适当的代乳品加以补充，如配方奶等。在混合喂养时应当注意两点：每次哺乳时，先喂母乳，再添加其他乳品以补充不足部分，这样可以在一定程度上维持母乳分泌，让宝宝吃到尽可能多的母乳。

坐月子要点

选择优质配方奶粉

挑选配方奶粉首先根据宝宝的年龄来进行选择。按国家标准规定，在外包装上必须标明厂名、厂址、生产日期、保质期、执行标准、商标、净含量、配料表、营养成分表及食用方法等项目。

坐月子要点

如何选择奶嘴

新生儿吸吮的孔不宜过大，一般在15～20分钟吸完为合适；若太大，乳汁出得太多容易呛着宝宝，应买孔小一点的奶嘴，但也不能太小，以免宝宝吃起来太费劲。

小孔奶嘴的标准是：将奶瓶倒过来，1秒钟滴一滴左右为准。此外，橡胶乳头也不能太硬，发现不好时应马上换掉。随月龄增加乳头孔可以加大一些，宝宝4～5个月时，每次在10～15分钟吸完奶、不呛奶为合适。

坐月子要点

如何选用奶瓶

目前市场上有两大类奶瓶，玻璃奶瓶和塑料奶瓶，其中塑料奶瓶有PP、PES、PPSU三种，之前一直在市场上热销的PC奶瓶，因存在可能扰乱人体代谢过程，对宝宝发育、免疫力有影响的双酚A（也称BPA）退出市场。

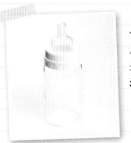

←圆柱形：适合0～3个月的宝宝使用。这一时期，宝宝吃奶、喝水都是靠父母喂，圆形奶瓶内颈非常平滑，奶瓶里的奶液可以流动顺畅。

→弧形、环形：4个月以上的宝宝小手喜欢抓东西，而且非常活跃，弧形的奶瓶像一只小哑铃拿起来非常顺手，环形奶瓶是一个长圆的"O"字形，这样的设计便于宝宝的小手抓握。

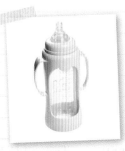

←带柄奶瓶：1岁左右的宝宝就可以自己拿着奶瓶吃奶或者喝水了，但这个时候他往往拿不稳，像练习杯的奶瓶就是专为这个时期宝宝准备的，两个可移动的把柄便于宝宝用小手抓握，手柄还可以根据姿势来调整，非常人性化。

冲泡配方奶粉的方法

　　妈妈在调配配方奶前应用香皂将手洗干净，以免手上的细菌在奶粉调配过程中混入乳汁；奶瓶和橡胶乳头要用开水消毒（在锅中加水煮沸10分钟左右）后晾干，不要用抹布擦干；若觉得配一次奶消毒一次比较麻烦，可以同时准备2～3个奶瓶进行消毒，然后一次取出一组进行调配；用完奶瓶后应马上将残留的乳汁倒掉，冲洗干净，口朝下立起来备用，橡胶乳头也应马上冲洗干净。

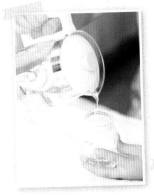

←1.将沸腾的开水冷却至40℃左右，然后将冷却的开水注入奶瓶中，但只需注入标准容量的一半即可。

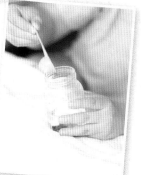

→2.使用奶粉附带的量匙，盛满刮平。在加奶粉的过程中要数着加的匙数，以免忘记所加的量。

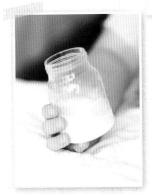

←3.轻轻地摇晃加入奶粉的奶瓶，使奶粉溶解，该步骤是必须要做的。由于上下振动时容易产生气泡，需多加注意。

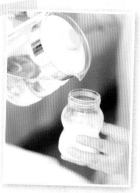

←4.用40℃左右的开水加到需要的容量。盖紧奶嘴后，再次轻轻地摇匀。

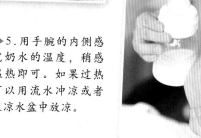

→5.用手腕的内侧感觉奶水的温度，稍感温热即可。如果过热可以用流水冲凉或者在凉水盆中放凉。

育儿小提示

◎不要随意增减量…

　　按照奶粉包装上的说明为宝宝调制奶液，奶粉罐的小匙有的是4.4克的，有的是2.6克的，一定要按包装上的说明调配，不要随意增减量影响浓度。

月子前的准备　第一阶段　第二阶段　第三阶段　第四阶段　远离疾病　产后美容　塑身美体

坐月子要点

奶瓶的 清洗和消毒

　　洗奶瓶是件很麻烦的事情。可以提前准备好盛满水的大碗，将用后的奶瓶浸泡到碗里，过一会再洗；也可以将使用过的奶瓶里灌满干净的水，就不会使配方奶粘到壁上，以后再清洗也会很容易。清洗过后一定要注意给奶瓶消毒。

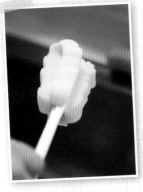

←1.可以用专用的奶瓶洗涤剂，也可以使用天然食材制的洗涤剂，用刷子和海绵彻底地清洗干净。

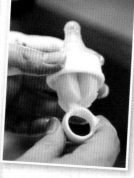

→2.奶嘴部分很容易残留奶粉，无论是外侧还是内侧都要用海绵和刷子彻底清洗。

→3.为了防止洗涤剂的残留，奶嘴要用流水冲洗干净，最好能将奶嘴翻转过来清洗内部。

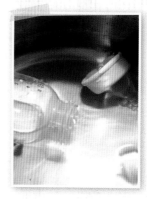

←4.用沸水对奶瓶和奶嘴进行消毒。由于奶瓶较轻，容易浮起，可将奶瓶内注满水即可沉没。

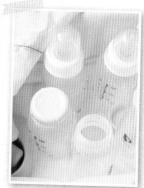

→5.再煮沸3分钟可将奶嘴取出；奶瓶煮沸5分钟取出，放在干净的纱布上沥干后，放在盒子内即可。

育儿小提示

◎奶瓶喝完要及时清洗…

　　奶瓶一定要在宝宝喝完奶后及时清洗，奶水中的脂肪长时间附着在奶瓶和奶嘴上会产生硬化，造成脂质的囤积，一旦脂质附着后，则很难清洗。

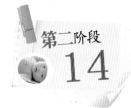

第二阶段

14

新妈妈如何照顾宝宝

给**宝宝洗澡**

这段时期的新生儿皮肤的卫生清洁很重要。头、颈、腋窝、会阴部及其他皮肤皱褶处应勤洗并保持干燥。不要在刚刚喂完奶之后给宝宝洗澡，这样易引起宝宝吐奶。可以选择在两次哺乳的中间时段，也就是在哺乳后1～2小时洗澡为宜。

坐月子要点

洗澡**准备工作**

首先，要准备好用品和温暖居室。将澡盆、毛巾、宝宝香皂、宝宝洗发水、润肤露以及宝宝换洗的衣物、尿布、浴巾等放在顺手可取的固定地方。洗澡时室内温度保持在24℃左右即可，早产儿或出生7天内的宝宝要求室温为24℃～28℃，水温在38℃～40℃，可以用肘部试一下水温，只要稍高于人体温度即可。

坐月子要点

洗澡的**顺序**

洗头发

给宝宝洗澡的第一步就是洗头发，妈妈可以坐在小板凳上，让宝宝仰卧在妈妈的左侧大腿上，用前臂将宝宝的臀部夹在妈妈的左腰部，要让宝宝的面部朝上，头部微微向下倾斜，用左手托住宝宝的头部和颈部，左手的拇指和中指捏住宝宝双侧耳朵，将耳孔堵住，以防止水流入耳道，再用右手为宝宝洗头。洗头用的洗发液最好是无泪配方的。

洗脸

洗完头发之后就可以开始给宝宝洗脸了。

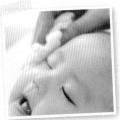

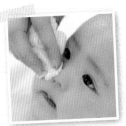

→清洗鼻子和耳朵后面及耳郭内外皮肤，注意毛巾不能太湿，否则容易将水弄进外耳道中。

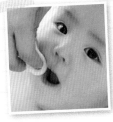

↑先清洁眼睛，用半干的小毛巾或纱布从眼睛的内侧向外侧轻轻擦拭，眼部分泌物较多的地方要擦拭干净。

←最后清洗口鼻周围、脸颊和前额皮肤。每擦一个部位之后，都要重新清洗毛巾，防止感染。

洗身体

洗完头和面部后，可去掉浴巾，将宝宝放入浴盆内，以左手扶住宝宝头部，用右手顺序洗宝宝颈部、上肢、前胸、腹部，再洗后背、下肢等处。

洗臀部

男宝宝：先把肛门周围擦干净，然后用软毛巾蘸温水清洗，擦净肛门褶皱里的脏东西。

女宝宝：为女宝宝清洗外阴时，要按照从上到下，从前到后的顺序清洗，预防来自肛门的细菌蔓延至阴道引起感染。

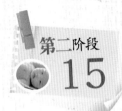

新妈妈如何照顾宝宝

宝宝吐奶怎么办

吐奶是宝宝在吃奶时常见的现象。就好像宝宝吃多了，有时顺着嘴角往外流奶，或有时一打嗝就吐奶，这些一般都属生理性的反应。这与宝宝的消化系统尚未发育成熟及其解剖特点有关。

坐月子要点

如何避免吐奶

宝宝的消化系统尚未发育成熟，当宝宝吃得过饱或吞咽的空气较多时就容易发生吐奶，但对宝宝的成长发育并无影响。

避免吐奶的办法

1 不要让宝宝吃得太急。如果奶胀、喷射出来，会让宝宝感到不舒服

2 在喂奶中以及吃饱后注意拍嗝

3 喂奶后最好让宝宝竖立20～30分钟，也别急着逗宝宝玩

位，下次奶后左侧卧位。若发生呛奶，应立即采取头俯侧身位，并轻拍背，将吸入的奶汁拍出。一般情况下，吐出的奶远远少于吃进的奶，家长不必担心，只要宝宝生长发育不受影响，偶尔吐一次奶也无关紧要。若每次吃奶后必吐，那么就要做进一步检查，以排除疾病而致的吐奶。

吐奶并伴随下列情况需要就诊
* 发高热、精神恍惚
* 样子发呆、呼唤没有反应
* 发生痉挛
* 肚子疼痛、总是哼哼唧唧的
* 大便是深红色的血便
* 粪便呈白色或者是大量的血便
* 每次吃奶后都会喷水似的吐奶
* 呕吐不是由进食引起的
* 持续呕吐、没有小便

坐月子要点

吐奶后的处理方法

每次喂完奶后，竖抱起宝宝轻拍后背，即可把咽下的空气排出来，且睡觉时应尽量采取头稍高右侧卧位，便会克服溢乳的发生。侧卧位可预防奶汁误吸入呼吸道并由此引起的窒息。为了防止宝宝头脸睡歪，应采取这次奶后右侧卧

坐月子要点

吐奶后如何喂奶

遇到这种情况时要根据新生儿当时的状况而定：有些新生儿吐奶后一切正常，也很活泼，则可以试喂，如新生儿愿吃，那就让新生儿吃好；而有些新生儿在吐奶后胃部不舒服，如马上再喂奶，新生儿可能不愿吃，这时最好不要勉强，应让新生儿胃部充分休息一下。

新妈妈如何照顾宝宝

观察宝宝的大小便

良好的习惯和生活能力以及社会交往能力其实都是在婴幼儿时期奠定的。宝宝排便、排尿习惯培养的发展过程同样如此。

坐月子要点

大便的正常形状与次数

🌲 正常的大便

新生儿开始喝母乳后，会排出湿湿的黄色稀便。这种情况会持续一段时间。

只要喝配方奶粉就排混着白色颗粒的黄色便，水分多，会渗入尿布。

排出的清黄色便便，混着白粒，水分较多，呈稀便。

🌲 不正常的大便

灰白色大便：有可能是胆道梗阻或是胆汁黏稠甚至可能感染上肝炎。

黑色大便：胃或肠道可能出血了。

带有鲜红血丝大便：可能是大便干燥或者肛门周围皮肤皱裂导致。

赤豆汤状大便：多见于早产儿患上出血性小肠炎后排便。

淡黄色的糊状大便：可能是脂肪消化不良。

黄褐色的稀水样大便：伴有奶瓣和刺鼻气味，可能是蛋白质消化不良。

坐月子要点

异常的排尿情况

🌲 尿量减少

月龄越小的宝宝尿的浓缩和重新吸收的功能就越不成熟。若单纯只是饮水不足导致的，父母可不必紧张，及时给宝宝补足水即可。如果之前宝宝有过呕吐或者腹泻的情况，那就该是水分随之大量排出体外造成的。这时候容易造成脱水或者电解质平衡紊乱情况，应及时去医院就诊。

🌲 排尿过频

如果伴有尿量随之增加的情况，那往往是生理原因造成，不需担心。如果出现频繁排尿，尿量却不增加，那可能是病理性原因导致，应及时去医院就诊咨询。

🌲 尿液变白

一般来说寒冷的冬季容易出现尿液泛白，有时还有白色沉淀。这往往是因为尿中的尿酸盐增多造成的。白色的沉淀物就是尿酸盐结晶，如果加一些冰醋酸到尿里，就会发现沉淀很快溶解，尿液也回复清亮透明。

但是如果宝宝的尿不仅发白，同时还伴有尿液浑浊或者有特殊的臊臭气味，同时还有尿频、尿急，甚至排尿时会哭啼。那很有可能是宝宝的泌尿系统已经受到了感染，出现了脓尿，此时需及时去医院就诊。

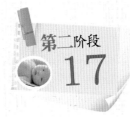

新妈妈如何照顾宝宝

宝宝哭闹怎么办

哭泣是宝宝的"语言"，所以了解宝宝的哭声，并积极的给予抚慰和帮助，对宝宝的健康成长很有意义。

坐月子要点

生病时

腹痛是新生儿突然哭闹的主要原因。一般由进食过多、腹部胀气、腹泻、便秘或肠套叠等症状引起。当宝宝长到4个月时，肠胃运动增加，所以很可能引起肠套叠。患肠套叠的宝宝会突然剧烈哭闹4～5分钟后，静歇片刻又哭闹，并伴有呕吐现象，甚至出现果酱色大便，出现类似情况应立即送往医院就诊。此外，发热时哭闹不安，大部分是由于中耳炎或外耳道炎引起的。

坐月子要点

尿布湿了或不舒服

有时宝宝睡得好好的，突然大哭起来，好像很委屈，可能是尿布湿了，换块干的，宝宝就安静了。如果尿布没湿，可能是宝宝做梦了，或者是宝宝对一种睡姿感到不舒服了，想换换姿势可又无能为力，只好哭了。那就拍拍宝宝告诉他"妈妈在这，别怕"，或者给他换种睡姿，他很快又接着睡了。

坐月子要点

饥饿时

当宝宝饥饿时，哭声很洪亮，哭时头来回活动，嘴不停地寻找，并做出吸吮的动作。只要一喂奶，哭声马上就停止，而且吃饱后或安静入睡，或满足地四处张望。

坐月子要点

太冷或太热时

当宝宝冷时，哭声会减弱，并且面色苍白、手脚冰凉、身体紧缩，这时把宝宝抱在温暖的怀中或加盖被子，宝宝觉得暖和了，就不再哭了。

如果宝宝哭得满脸通红、满头是汗，一摸身上也是湿湿的，可能是被窝太热或宝宝的衣服太厚，只要减少铺盖或衣服，宝宝就会慢慢停止啼哭。

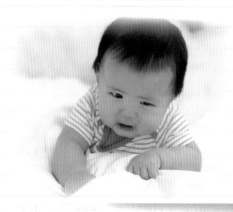

月子前的准备　第一阶段　第二阶段　第三阶段　第四阶段　远离疾病　产后美容　塑身美体

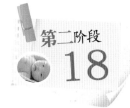

第二阶段 18

新妈妈如何照顾宝宝

警惕**宝宝肠绞痛**

新生儿肠绞痛的特点为间歇性的哭闹，这种情形与肠套叠很类似。不同的是，肠绞痛的新生儿，不呕吐也不会解出含有血丝的黏液便。

坐月子要点

什么是**肠绞痛**

✏ 症状表现

肠绞痛常见的症状是突发性尖叫，有时会呈现声嘶力竭的大哭，甚至哭到脸红脖子粗。有些新生儿还会有头部摇晃、全身拱直、呼吸略显急促的现象；同时腹部往往会有些鼓胀、两手掌会握拳、两脚则会伸直或弯曲，四肢末端则常会呈现冰冷。

✏ 发病时段

此种病症在任何时间都可能发生，不过最常发生在黄昏或傍晚，每天几乎都发生在某一固定的时段。

✏ 发病原因

此病发生原因仍然不明，可能与便秘、胀气、腹泻或牛奶过敏等有关。新生儿肚子太饿或太饱，也常会引起新生儿哭闹，此时，因为吸入更多的空气，更容易造成腹胀。有些牛奶过敏的小孩，不一定会拉肚子，但却以肠绞痛来表现。另外，心理因素如焦虑、紧张或愤怒时也会引起新生儿腹痛或呕吐，因此情绪不稳的新生儿较容易得此症。

坐月子要点

缓解**方法**

当新生儿因肠绞痛发作而哭闹不安时，可将新生儿抱直，或让其俯卧在热水袋上，以缓解疼痛的症状。在肚子上涂抹薄荷等挥发物可促进肠子排气，或给予通便灌肠，有时也会有效。若是仍无法改善，或连续几个晚上都会发作，就必须找医生做详细检查。

预防方面，可以改善喂食技巧，每次喂奶后要注意轻拍排气，并给予新生儿稳定的情绪环境，这些都可以减少发作的频率。若尝试了各种方法均无效的话，可以改喂低过敏的新生儿奶粉，有时也可以得到良好的效果。

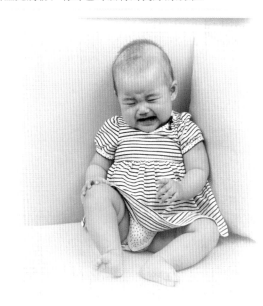

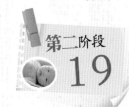

第二阶段
19

补充元气，强健脾胃

月子期间**的补疗食物**

经过上一周的精心调理，胃口会有明显好转。这时可以开始尽量多食用补血食物，调理气血了。

坐月子要点

改善产后虚弱**的食物**

❧ 海参

是低胆固醇的食品，蛋白质高，适合产后虚弱、消瘦乏力、肾虚水肿及黄疸者食用。

❧ 虾、鱼子酱

对需要哺乳的新妈妈而言是最好的食物，不仅有开胃作用，还有增加气力、补充体力的作用。产后体力不佳的新妈妈应多食用。

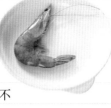

❧ 糯米

性味甘、平，能补中益气，产后食用能帮助恢复元气。

❧ 鸡肉

鸡肉具有补虚益气的功效，能补充体力，促进血液循环，对贫血和虚冷症的新妈妈特别有效。

坐月子要点

补血活血**的食物**

❧ 红糖

红糖有祛风散寒、补血、活血化淤、镇痛、健脾暖胃化食、利尿的作用。在月子里，新妈妈怕受寒着凉，红糖可以祛风散寒；新妈妈失血过多，红糖可以补血；产后淤血导致的腰酸、小腹痛、恶露不净，红糖具有活血化淤和镇痛的作用。

❧ 鸡蛋

鸡蛋黄中的铁质对贫血的新妈妈有一定的疗效。

❧ 花生

花生能养血止血，可治疗贫血出血症，具有滋养作用。

坐月子要点

催乳**的食物**

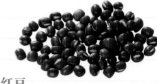

❧ 猪蹄

能够补血通乳，可以治疗产后缺乳症。

❧ 红豆

能健脾利湿、散血解毒，适用于产后缺乳及恢复身材的新妈妈。

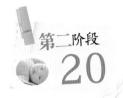

第二阶段 20

补充元气，强健脾胃

第二阶段的月子餐：主食

新妈妈们在熬过了最难受的产后第一阶段后，新妈妈的消化功能已经调节回来了，因此，比起第一阶段的饮食，我们在这阶段可以吃到更多种食物。

产后食谱

特色温拌面

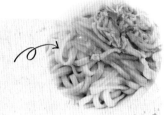

材料 面条500克，黄瓜丝、熟肉丝各30克，香菜20克，鸡汤、酱油、香醋、芝麻酱、盐、鸡精、麻油各适量。

做法 1.芝麻酱加少许盐和开水调稀，香菜切细末，酱油、醋、鸡汤、鸡精、麻油调成味汁。

2.面条煮熟装盘，放入黄瓜丝、熟肉丝、香菜末，浇入芝麻酱和味汁即成。

产后食谱

竹笋肉粥

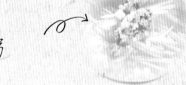

材料 冬笋、大米各100克，猪肉末50克，盐1/2小匙，姜末5克，麻油3大匙。

做法 1.将冬笋切细丝汆烫后投凉，热锅放入麻油。

2.下猪肉末煸炒一会儿后，加冬笋丝、姜末、盐，翻炒使其入味，盛入碗中。

3.将洗干净的大米熬粥，等到粥将熟时加入碗中备料，稍煮即可食用。

产后食谱

双红饭

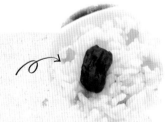

材料 鲜红薯150克，红枣20枚，大米200克。

做法 1.将红薯去皮、洗净，切成小丁，红枣洗净。

2.将锅置火上，加适量清水，放入大米、红枣、红薯，先用大火煮开，后改用火煮至饭熟即成。

产后食谱

甜藕粥

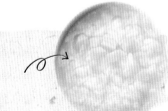

材料 老藕200克，糯米100克，白糖150克，桂花卤少许。

做法 1.将藕冲洗干净，刮去外皮，切成丁块，糯米淘洗干净，用清水浸泡。

2.砂锅置火上，放入适量清水、糯米、藕块，用大火煮沸后，改用小火熬至粥成，然后加入白糖，调入桂花卤即成。

月子前的准备 ——— 第一阶段 ——— 第二阶段 ——— 第三阶段 ——— 第四阶段 ——— 远离疾病 ——— 产后美容 ——— 塑身美体

产后食谱

高汤水饺

材料　面粉500克，猪肉350克，鸡汤1000毫升，韭菜100克，紫菜5克，盐、鸡精、香油、葱、姜、酱油各适量。

做法　1.将韭菜择好洗净，切碎，葱、姜洗净，切末。

2.猪肉洗净，剁成泥，加酱油、盐、葱末、姜末及适量水搅拌均匀，包饺子时，加入韭菜、香油、鸡精调拌成馅。

3.面粉和成面团，饧15分钟，揉匀，搓成条并揪成小剂，擀薄皮，包入馅心，制成水饺生坯。

4.锅置火上，放入清水，大火烧开，下入饺子，煮至八成熟捞出，再放入煮沸的鸡汤中，约煮2分钟，加盐、鸡精，关火盛入碗内即可。

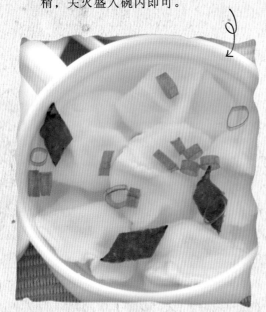

产后食谱

枣泥包子

材料　面粉500克，红枣300克，鲜酵母10克，白糖、香油各适量。

做法　1.将面粉、酵母用清水和成面团，盖上湿布，静置发酵。

2.红枣用清水洗净，入屉蒸熟，取出，放入盆内，去掉枣核，再放入锅中焖煮至烂，取出捣成细泥，倒入炒锅内，加入白糖，拌炒至糖溶化，加入香油拌匀，倒出晾凉，即成枣泥馅。

3.将发好的面团揉好，搓条下剂，擀成圆皮，包入枣泥馅，入笼蒸熟即可。

此包子有益气养血、健脾和胃的功效，适宜新妈妈食用，常食滋补效果尤其显著。

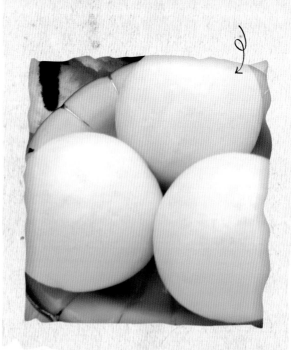

月子前的准备

第一阶段

第二阶段

第三阶段

第四阶段

远离疾病

产后美容

塑身美体

产后食谱

蛋饺

材料　鸡蛋1个，鸡肉末1大匙，青菜末1大匙，植物油少许。

做法　1.将平底锅内放少许植物油，油热后，把鸡肉末和青菜末放入锅内炒，炒熟后倒出。

2.将鸡蛋调匀，然后倒入油锅摊成圆片状，将炒好的鸡肉和青菜倒在鸡蛋片的一侧，将另一侧折叠重合，即成蛋饺。

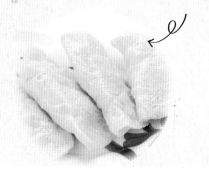

产后食谱

香橙鸡蛋饼

材料　橙子1个，鸡蛋3个，植物油2小匙、牛奶、豌豆（可以用罐头里的，生的要先加工至半熟）各少许。

做法　1.橙子去皮切成小丁，泡在牛奶里。

2.打散鸡蛋，加入淀粉打匀，然后拌入鲜橙丁和豌豆，拌匀。

3.平底锅加少许油，倒入蛋液，小火煎熟即可。

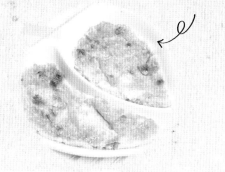

产后食谱

三鲜炒饼

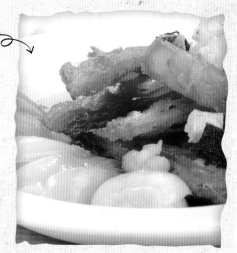

材料　大饼150克，水发海参、熟虾仁、净笋片、鸡肉各50克，菜心120克，酱油、料酒、盐、鸡精、白糖、清汤各适量。

做法　1.海参、鸡肉、笋片分别切成丁，大饼切成条，菜心洗净焯熟，铺在盘底。

2.把锅放在火上，在锅内倒入植物油烧热，将饼条炸至金黄色，捞起装入盘中，再把炒好的海参丁、鸡肉、笋片等倒在饼条上即可。

第二阶段

21

补充元气，强健脾胃

第二阶段的月子餐：汤品

这一阶段是身体子宫以及骨盆的恢复期，要以补血补钙为主。如果有乳汁分泌不足的新妈妈也应该多喝有催乳作用的汤了。

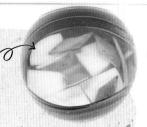

产后食谱

胡萝卜苹果汤

材料　苹果80克，胡萝卜50克，洋葱25克，鸡高汤2杯，盐、黑胡椒粉各适量。

做法　1.洋葱切丝，胡萝卜去皮切片，苹果去核切片。

2.锅中放入橄榄油加热，加入适量的调料炒软至香味散出。

3.倒入鸡高汤煮滚，再以小火炖煮1～2分钟，用调味料调味即可食用。

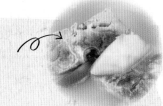

产后食谱

番茄牛尾汤

材料　白萝卜250克，土豆380克，番茄300克，牛尾1条，姜4片，洋葱5片。

做法　1.土豆、白萝卜去皮，切片，将牛尾刮去皮毛，洗净斩件，番茄、洋葱洗净，切开。

2.烧水放入牛尾煮5分钟，取出冲净，加入白萝卜、姜煲半小时，再放入土豆，煲至土豆烂熟，放入番茄、洋葱，煮沸15分钟，调味即可。

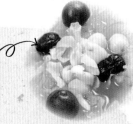

产后食谱

百花百果汤

材料　百合50克，银耳、莲籽、龙眼干各10克，红枣6枚，冰糖适量。

做法　1.莲籽洗净泡水2小时。

2.锅内加水与百合、银耳、红枣、莲籽同煮，至莲籽熟软。

3.再放入龙眼干煮5分钟，加适量冰糖即可。

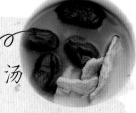

产后食谱

益母红枣瘦肉汤

材料　红枣6枚，瘦肉200克，益母草75克，水4碗，盐1/2小匙。

做法　1.瘦肉洗净、切块，红枣去核、洗净。

2.益母草用水洗净。

3.将益母草、红枣、瘦肉放入煲内煮滚后，再改用小火煮2小时，下盐调味即可饮用。

三丝汤

材料 生肉丝、生笋丝各25克，熟鸡丝、冬菇丝各15克，熟火腿丝10克，白汤500毫升，黄酒15克，盐5克，鸡精2克。

做法 1. 将肉丝放入碗中，加入冷水搅散，浸出血水后备用。

2. 炒锅置大火上，加入白汤，倒入血水和肉丝后，放入笋丝、冬菇丝烧至将滚，用漏勺把浮上来的丝捞起，倒入冷水少许，待浮沫升至汤面，即撇净，然后加入黄酒、盐、鸡精略滚。

3. 把捞出的肉丝、笋丝、冬菇丝装入碗中，然后把汤浇在上面，撒上火腿即成。

　　本品养血生精、滋阴润燥、补而不腻，且具开胃运脾之效。

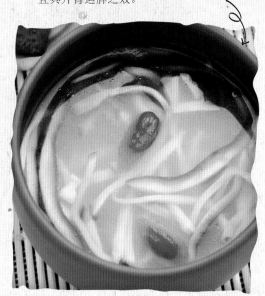

山药豆腐汤

材料 山药100克，豆腐200克；花生油1大匙，香油2小匙，酱油1小匙，盐、鸡精各1/2小匙，蒜、葱各5克。

做法 1. 将山药去掉皮，洗干净，切成小块，豆腐切成小块，放入沸水锅内烫煮一下，捞出用冷水过凉，沥干水分，蒜拍碎剁蓉，葱切成葱花备用。

2. 炒锅放在火上，倒入花生油烧热，下入蒜蓉爆香，倒入山药丁翻炒，加入清水适量，等到煮沸后，倒入豆腐丁，加入酱油、鸡精、盐煮沸，撒上葱花，淋上香油 即可。

　　豆腐营养丰富，含有铁、钙、磷、镁等人体必需的多种微量元素。本品口感骨香，能够促进新妈妈的食欲。

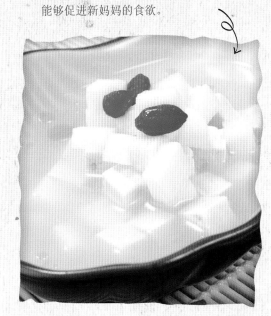

月子前的准备

第一阶段

第二阶段

第三阶段

第四阶段

远离疾病

产后美容

塑身美体

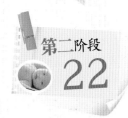

第二阶段
22

补充元气，强健脾胃

第二阶段**的月子餐：配菜**

不要吃辛辣和寒凉的食物，可比平时多吃些鸡、鱼、瘦肉。动物蛋白最适于促进乳汁分泌，但每日不可缺少新鲜蔬菜。

产后食谱

烤丝瓜

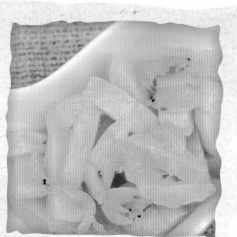

材料　丝瓜1条，白虾米1大匙，蒜4瓣，40厘米见方的锡箔纸1张，水2杯，盐1小匙。

做法　1.蒜头切末，白虾米略洗，沥干水分备用。

2.丝瓜去皮，对半剖开，再切厚片。

2.放入蒜末，加入白虾米，小火爆香，再加入半杯水与调味料烧热，丝瓜排入锡箔纸中，淋上烧好的调味料酱汁，包卷密实放入烤箱烤3分钟，即可取出装盘。

产后食谱

蒸鱼丸

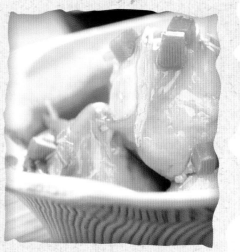

材料　鱼茸2大匙，胡萝卜、扁豆各适量，肉汤、淀粉、蛋清少许。

做法　1.将鱼茸加入淀粉和蛋清搅拌均匀并做成鱼丸，把鱼丸放在容器中蒸熟。

2.将胡萝卜切成小方块，扁豆切成细丝，放入肉汤中煮。

3.当上述材料煮熟后加入淀粉勾芡，浇在蒸熟的鱼丸上即可。

月子前的准备　第一阶段　第二阶段　第三阶段　第四阶段　远离疾病　产后美容　塑身美体

产后食谱

甜椒鱼丝

材料　青鱼100克，姜汁、淀粉、植物油各1小匙，甜椒适量。

做法　1.青鱼洗净切丝，甜椒切丝，用姜汁等调料拌腌约5分钟。

2.锅里蘸点植物油，把加工好的鱼丝和甜椒放锅里翻炒。

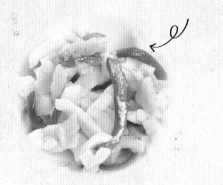

产后食谱

柠檬鱼片

材料　柠檬1个，净鱼肉150克，姜片6片，盐1小匙，料酒2茶匙。

做法　1.净鱼肉切片，并用盐均匀涂抹，加入料酒及姜片腌约12分钟，柠檬切片备用。

2.入烤箱中烤（约10分钟）至熟透，取出，摆上柠檬片，淋上柠檬汁即可。

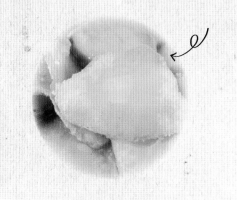

产后食谱

四宝菠菜

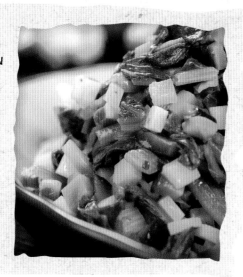

材料　菠菜400克，冬笋、香菇、火腿、老蛋糕各50克，盐1大匙，鲜姜、香油各25克，鸡精2小匙。

做法　1.菠菜去掉黄叶和根，洗干净泥沙，用开水烫一下捞出来，摊开晾凉（以防变黄），然后用刀切成丁，挤出水分沥干，放到小盆里备用。

2.把冬笋、香菇、火腿、老蛋糕均切成丁，用开水分别烫好，倒入菠菜，一起加入盐、鸡精拌匀，把鲜姜切成姜末，用热香油炸一下，倒入菠菜里拌匀即可食用。

产后食谱

虾皮烧菜花

材料 虾皮15克、菜花200克，植物油、葱姜末、盐、豆芽汤、水淀粉、香油各适量。

做法 1. 把菜花掰成小块，放进沸水里焯透捞出，在凉水里浸凉后控干水分，同时把虾皮洗净。

2. 锅里放植物油烧热后把虾皮稍炸，然后放入葱姜末、盐等，把菜花放入，加入适量豆芽汤用小火煨透。

3. 以水淀粉勾芡，淋香油出锅即成。

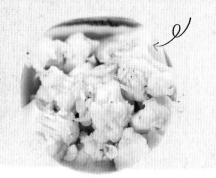

产后食谱

胡萝卜炒猪肝

材料 胡萝卜、猪肝各100克，水发黑木耳30克，料酒、胡椒粉、盐、淀粉、植物油、姜、蒜、青椒各适量。

做法 1. 胡萝卜切成菱形块，猪肝剔去筋膜，切片，用料酒、胡椒粉、盐、淀粉拌一下。

2. 锅中放油，将拌好的猪肝放入八分热的油中过一下，变色盛出。

3. 然后炒姜、蒜，加胡萝卜块、木耳翻炒，熟时放入拌好的猪肝片。出锅时放少许青椒丝，色香味更佳。

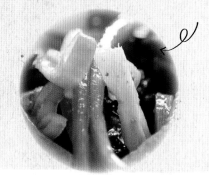

产后食谱

鸡肉红烧豆腐

材料 鸡肉35克，豆腐40克，橄榄油5克，酱油15毫升，葱段、蒜末、盐各适量。

做法 1. 将鸡肉洗净、切块。

2. 腐划成丁备用。

3. 以橄榄油起油锅放入蒜末和葱段爆香，放入鸡肉和酱油拌炒均匀。

4. 加入豆腐丁，焖3～5分钟，起锅前以盐调味即可。

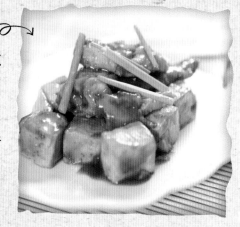

炒芹菜豆腐干

材料　芹菜200克，豆腐干100克，盐3克，鸡精2克，花椒3克，姜汁10克，姜丝5克，白砂糖2克，淀粉5克，花生油30克。

做法　1. 豆腐干切条，芹菜切段，入沸水锅中焯一下捞出。花椒泡热水制成花椒水。

2. 锅内加花生油烧热，放入姜丝炝锅，入豆腐干炒透。

3. 再下入芹菜段、盐、花椒水、姜汁、白砂糖，旺火炒至嫩熟。加鸡精，勾薄芡，淋明油，出锅装盘。

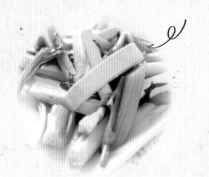

高汤鸡肉猴头菇

材料　鸡肉400克，黄芪、白术、猴头菇各50克，冬笋1/2根，植物油1大匙，料酒、姜片、葱段、酱油、高汤、盐、湿淀粉各适量。

做法　1. 黄芪和白术先煎取汁200毫升；猴头菇、冬笋切片；鸡肉切块。

2. 锅内放油烧至七成热，先炒鸡肉块和猴头菇片，变色后加料酒、姜片、葱段和酱油炒几下，加高汤，用小火焖至肉烂，拣去姜、葱，以盐调味，湿淀粉勾芡即可。

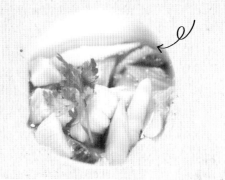

清蒸鲑鱼

材料　鲑鱼800克，枸杞20克，黄酒2匙，盐5克，姜丝、葱丝、蒜片各适量。

做法　1. 用刀在鱼的背部划3道，用姜丝、葱丝、黄酒、蒜片、盐、枸杞，涂抹均匀。

2. 蒸锅水烧开后，连盘放入，大火蒸20分钟。

3. 关火后闷5分钟再开盖即可。鱼肉汁鲜嫩，口味清淡，很鲜美。

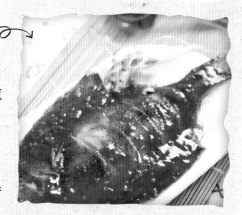

月子前的准备　第一阶段　第二阶段　第三阶段　第四阶段　远离疾病　产后美容　塑身美体

月子前的准备 第一阶段 第二阶段 第三阶段 第四阶段 远离疾病 产后美容 塑身美体

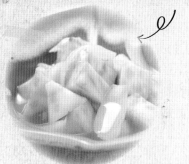

产后食谱

百合煮香芋

材料 芋头400克，百合75克，盐、鸡精各1/2小匙，白糖、椰浆各2小匙。

做法
1. 将芋头去皮，切成小三角块，用热油炸熟捞出备用。
2. 坐锅点火放油，油热后倒入百合爆炒，再加入清汤、芋头煮10分钟。
3. 最后放入盐、鸡精、白糖、椰浆，续煮1分钟即可食用。

产后食谱

桃仁炖乌鸡

材料 乌鸡半只，核桃仁75克，枸杞、葱姜、花椒、绍酒适量。

做法
1. 乌鸡洗净切块，氽水，去浮沫。
2. 加入桃仁、枸杞、花椒、绍酒、盐、葱姜等一起煮。
3. 再开后转小火炖，至肉烂。

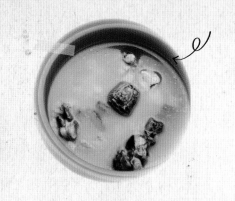

产后食谱

三色鱼丸

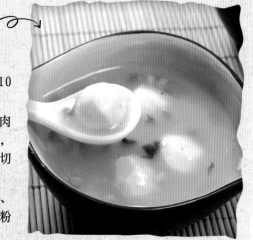

材料 洗净鳕鱼肉100克，胡萝卜、青椒各10克，花生油10克，鸡蛋1个，肉汤适量，水发木耳5克。

做法
1. 菠鱼肉洗净，去刺，剁成泥，加蛋清、淀粉、少量肉汤，顺时针搅拌成馅，将鱼肉馅做成丸子，放入热水中，大火烧熟后，捞出，将胡萝卜、青椒、水发木耳洗净，切成丁。
2. 炒锅烧油至热，加入葱末、姜末煸香，再加入青椒、木耳、胡萝卜，略炒，加汤，待胡萝卜熟时，用湿淀粉勾芡，下入鱼丸，搅拌，淋上香油即可。

第四章

月子期的第三阶段（15～28天）

这个阶段新妈妈的生活规律了许多，恶露也减少了。现在新妈妈可以自己给宝宝洗澡、换尿布，但尽量不要外出采购，不要长时间站立。母乳喂养的量也增大了，这个阶段新妈妈容易出现一些乳房疾病，要注意预防。

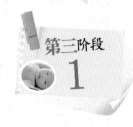

新妈妈如何照顾自己

预防 产后脱发

新妈妈要用木梳经常梳头，也可用10个手指像梳子一样梳理头发，以改善头皮血液循环，增加毛囊的营养供给，防止脱发和促进新发生长。一旦发生产后脱发，可在医生指导下服用谷维素、B族维生素、钙剂、养血生发胶囊、首乌片等药物。

坐月子要点

什么是 产后脱发

产后脱发现象在医学上叫分娩性脱发。约有35%～40%的妇女，在坐月子中会有不同程度的脱发现象，这是正常新陈代谢的现象。

坐月子要点

产后脱发 的注意事项

🌳 保持快乐心情

防止产后脱发首先要保持情绪稳定，要相信不但脱发会停止，而且脱落的还会长出来。

如果缺乏自信，顾虑重重，这种精神压力只能把事情搞得更糟。做丈夫的在妻子产后要更加勤快，拿出实际行动来帮助和支持新妈妈恢复身体的正常状态，如照料宝宝、解除妻子思想上的忧虑。这不但减轻了妻子的负担，也增加了夫妻之间相亲相爱的机会。

🌳 注意饮食调理

将黑芝麻炒熟、捣碎，添加适量的糖拌匀，每次食1～2汤匙，一日2～3次，持续使用1个月左右，会有明显效果。因黑芝麻能补肾填精、乌须黑发。

🌳 要经常洗头

产后，女性体内激素逐渐恢复了平衡状态，头发开始多油。如果再有点精神紧张的话，则头发和头皮的含油量会更多。所以，要经常洗头。

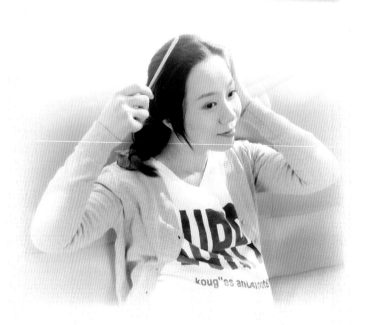

月子前的准备

第一阶段

第二阶段

第三阶段

第四阶段

远离疾病

产后美容

塑身美体

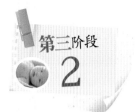

第三阶段
2

剖宫产**疤痕怎么办**

手术后刀口的痂不要过早地揭下，过早硬行揭痂会把尚停留在修复阶段表皮细胞带走，甚至撕脱真皮组织，并刺激伤口出现刺痒。

坐月子要点

剖宫产**的疤痕**

起初疤痕会有轻微的鼓起、肿胀、颜色也比正常的肤色深，但是术后6周之内，疤痕会明显收缩。剖宫产的手术切口只有10.2～15.2厘米长，0.32厘米宽。随着切口部位逐渐愈合，疤痕的颜色会逐渐接近你的肤色，而且会缩窄至0.2厘米宽。

剖宫产疤痕通常在腹部下方较低的位置，这一部位的疤痕最终会被你的阴毛遮挡，多半在你的内裤或腰带的下方。愈合过程中，伤口可能会感到痒。

坐月子要点

剖宫产后**的疤痕护理**

涂抹一些外用药，如去炎松、地塞米松等用于止痒。避免阳光照射，防止紫外线刺激形成色素沉着。改善饮食，多吃水果、鸡蛋、瘦肉、肉皮等富含维生素C、维生素E以及人体必需的氨基酸食物。这些食物能够促进血液循环，改善表皮代谢功能。切忌吃辣椒、葱、蒜等刺激性食物。

坐月子要点

饮食禁忌**应注意哪些**

疤痕体质的新妈妈饮食一定要清淡，多吃水果蔬菜类食物，尤其是海带可以多吃、常吃，有软坚散结的功效，对疤痕的修复有一定的治疗作用，尽量少吃油腻食物和甜食，降低油脂分泌，可以减少毛孔阻塞几率，防止皮肤感染。

勿偏食

中医认为药食同源，食物也具有寒热温凉四性和酸苦甘辛咸五味，如有偏食则会导致身体摄纳的营养不平衡，不利于瘢痕的消退。

勿乱食

如果自己是瘢痕体征，且伴有搔痒、疼痛、僵硬、变红、增生或挛缩变形的症候，饮食就要特别小心了，那些油炸火炙之品，肥甘厚腻之味，辛辣燥性之食，要统统禁戒，因为这些食品会使脾胃杂滞，健运功能失常，还会增加血流量，不利于疤痕的修复。

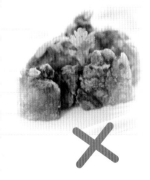

月子前的准备

第一阶段

第二阶段

第三阶段

第四阶段

远离疾病

产后美容

塑身美体

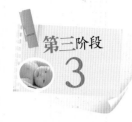

新妈妈如何照顾自己

产后睡眠有讲究

新妈妈们，请必须注意自己的产后睡眠质量，如果睡眠不好会带来一系列预想不到的疾病。产后头疼，产后激素分泌不好造成体重增加，产后脱发、产后忧郁等等症状。

坐月子要点

睡眠充足的益处

产后新妈妈身体虚弱，气血不足，必须保证充分休息和正确的卧床养息方法，这样才有利于气血恢复、排出恶露，有利于膈肌、心脏、胃下降回位。

坐月子要点

新妈妈睡眠环境需注意

休养的环境要安宁

安宁的环境有利于休息，不能为了庆贺，宾朋满座，设宴摆酒。新妈妈卧室应保持安静，避免过多亲友入室探望。原因一是影响母婴休息，二是使空气污浊，带入的病菌易引起母婴感染。

休养的环境要清洁卫生

新妈妈在月子里几乎整天都在居室内度过，故室内环境一定要打扫得非常干净。在新妈妈出院之前，家里最好湿擦或喷洒地板、家具，2小时后通风。卧具、家具也要消毒。卫生间的清洁卫生不可忽视，要随时清除便池的污垢，以免污染室内空气。

休养环境要温度适宜

冬天温度18℃～25℃，湿度30％～50％；夏天温度23℃～28℃，湿度30％～60％。新妈妈不宜住在敞、湿的寝室里，因为新妈妈的体质和抗体都较低下，所以居室更需要保温、舒适。

创造良好的家庭氛围

丈夫、家属应体贴关心新妈妈，不可在她面前发泄怨言，应使新妈妈心境坦然，心气调和，保持良好的精神状态，静心休息。

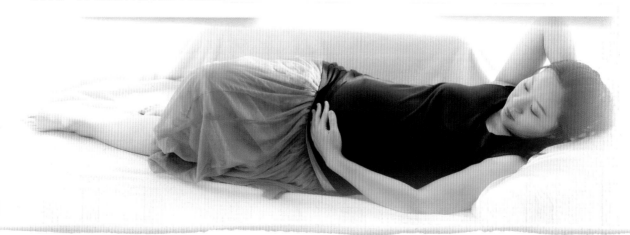

月子前的准备　第一阶段　第二阶段　第三阶段　第四阶段　远离疾病　产后美容　塑身美体

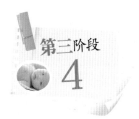

第三阶段
4

新妈妈如何照顾自己

改善**失眠的方法**

造成失眠的原因很多。精神紧张、兴奋、抑郁、恐惧、焦虑、烦闷等精神因素常可引起失眠。生活有规律，定时上床，晚餐不宜过饱，睡前不饮茶、喝咖啡等刺激性饮料。增加卵磷脂类保健食品，有很好的调节神经功能方面的作用，有助于改善睡眠。

序号	改善方法
1	自疗失眠不能依赖药物，应该注意消除引起失眠的原因，力求心理平衡，结合体疗改善体质，效果将会更好
2	劳逸适度，改变不良生活习惯。戒烟、酒、忌辛辣刺激食品，如咖啡、浓茶等。晚餐不要吃得过饱
3	睡前半小时不再用脑，在安宁的环境中听听柔和优美的音乐。难以入睡者还可以作一些外出散步之类的松散活动
4	上床前以40℃～50℃温水洗脚后，搓揉脚底片刻。冬天更应该将脚部搓至温热
5	食醋1汤匙，倒入1杯冷开水中调匀饮用，可以催眠入睡并睡得香甜
6	用莲子、龙眼、百合配粟米熬粥，有助眠疗效
7	血虚失眠的新妈妈，可常服藕粉，或用小火煨藕加适量蜂蜜；也可用龙眼肉10克，红枣5个（去核），蒸鸡蛋1个，每日1次对失眠有较好的疗效
8	心虚、多汗、失眠的新妈妈，用猪心1个切开，装入党参、当归各25克，同蒸熟，去药，吃猪心并喝汤，有良效
9	临睡前吃一个苹果。或在床头柜上放上1个剥开皮或切开的柑橘，让失眠的新妈妈吸闻其芳香气味，可以镇静中枢神经，帮助入睡
10	洋葱适量捣烂，装入瓶内盖好，临睡前放在枕边嗅闻其气，一般在片刻之后便可入睡

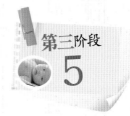

第三阶段 5

新妈妈如何照顾自己

奶水不够宝宝吃怎么办

有不少妈妈看了育儿书籍，通过孕妇班的培训和媒体的宣传知道母乳喂养好，也想自己哺喂孩子，可就是奶不够吃，那么该怎么办？

坐月子要点

保持良好的情绪

首先要相信每个母亲都有足够的乳汁供给自己的孩子，放松紧张的情绪，减少焦虑是你走向母乳喂养成功的重要一步。

实验表明，乳母在情绪低落的情况下，乳汁分泌会急剧减少。因此，丈夫有义务为妻子创造一个良好的生活环境，并随时关注其心理健康。

坐月子要点

家庭成员的支持

家庭其他成员要注意对新妈妈的支持，让她能获得足够的营养和良好的休息。乳汁中的各种营养素都来源于新妈妈的体内，如果妈妈长期处于营养不良的状况，自然会影响正常的乳汁分泌。爸爸一定要把大厨的职位担当好，为妻子选择营养价值高的食物，如牛奶、鸡蛋、蔬菜、水果等。

坐月子要点

多吃催乳食物

结合催乳食物，催乳效果会更明显。如猪蹄、花生米等食物，对乳汁的分泌有良好的促进作用。均衡饮食，是哺乳妈妈的重要饮食法则。哺乳妈妈对水分的补充也应相当重视。由于妈妈常会感到口渴，可在喂奶时补充水分，或是多喝鲜鱼汤、鸡汤、鲜奶及开水等汤汁饮品。

坐月子要点

加强宝宝的吮吸

实验证明，宝宝吃奶后，妈妈血液中的催乳素会成倍增长。这是因为宝宝吮吸乳头，可促进妈妈脑下垂体分泌催乳激素，从而增加乳汁的分泌。

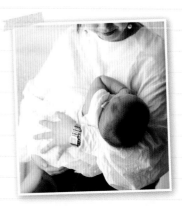

← 要保证每次吸吮时，能将乳头和乳晕的大部分同时含入新生儿口中。这种正确的衔接姿势能提高吸吮的有效性，还能使更多的感觉刺激到达乳母大脑，促进乳汁分泌和排出。

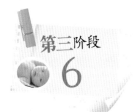

第三阶段
6

新妈妈如何照顾自己

让新妈妈的眼睛更明亮

对眼睛容易疲劳的新妈妈，可在三餐饭前及睡前，将毛巾蘸上温水。经常吃些动物的肝脏，还有蜂蜜、胡萝卜、黄绿色蔬菜，能使眼睛更明亮，因为这些食物中都富含维生素A和B族维生素。

坐月子要点

为什么生完孩子后视力会下降

女性在妊娠、分娩过程中体力和精力的消耗都很大，这对肝、肾都会造成一定影响，因此大多会不同程度地出现气血两亏、肝肾两虚的现象，个别新妈妈还因产后失血过多而造成贫血，这些情况对视力都会带来很大影响。

中医认为，肝开窍于目，肝肾不足可影响到视力，所以新妈妈常有眼睛容易疲劳，视物时间稍长就有头晕眼花等感觉。有此种症状的新妈妈可适当服用一些杞菊地黄丸等有补肝肾、调气血作用的中成药，并注意眼睛适当休息，静心养目，视力一般是可以很快恢复的。另外，中药杞子、菊花等对恢复视力也很有帮助。

在预防上，新妈妈产后可常服些维生素E和维生素B_1。同时不要在强光和光线阴暗处看书报，有利眼睛的养护。

坐月子要点

多吃保护视力的食物

经常吃些动物的肝脏，还有蜂蜜、胡萝卜、黄绿色蔬菜，能使眼睛更明亮，因为这些食物中都富含维生素A和B族维生素。

对眼睛容易疲劳的新妈妈，可在三餐饭前及睡前，可以用毛巾热敷于眼部数分钟，然后施行眼部的按摩。

首先闭上眼睛，张开双手，将双手中指从鼻梁由下往上推至额中间的发际。

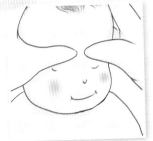

→以拇指腹放在眉头下凹处，用力压、揉，但不能压到眼球。

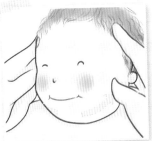

←两中指仍保持往下压在发际，拇指渐向两侧按压，直到眼尾上方。如果眼睛疲劳，压起来会有痛觉，但仍要继续指压，直到不痛为止。

月子前的准备

第一阶段

第二阶段

第三阶段

第四阶段

远离疾病

产后美容

塑身美体

第三阶段 **7**

新妈妈如何照顾自己

姿态美**体现身材美**

即使在产后，新妈妈也应该讲究姿态美。这样站立行走的姿势能使女子显得挺拔舒展、生机勃勃，给人以美感。

坐月子要点

坐有坐姿

坐的时候，身体正直，但肌肉不必紧张。东倒西歪地随便坐，不但不会使人舒服，而且由于身体歪曲时，内部器官受到压迫，容易疲劳。如坐时背部不伸直，肺脏会受到压迫，呼吸就不畅，人就容易产生疲倦，况且这种姿势看起来非常不美。

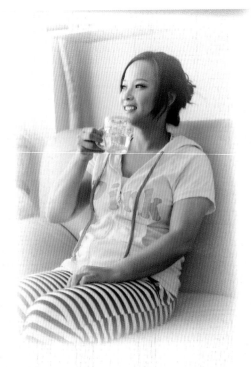

坐月子要点

站有站相

站的时候，正确的站姿应该是：表情自然，双目平视，颈部挺直，挺胸收腹，两肩舒展，双臂自然下垂，臀部略为突出，腿伸直，足跟靠拢，足间夹角为45°。直立时，从后背看，脊椎好像一条垂直于地面的垂线，左右两肩在一条水平线上。

坐月子要点

抬起头行走

爱低头的人，精神委靡不振，使人有未老先衰。因此，走路的时候，要抬头挺胸。另外，每天应有一定时间把全身放松放松，心旷神怡。

坐月子要点

保持舒展乐观

面部肌肉过于紧张就难有笑容，额头紧张部位皮肤会皱起来，产生愁眉苦脸的样子。垂头丧气会妨碍姿态美，时时保持心情愉快，改变不良生活习惯，处事乐观，这样姿态才会真正美起来。

月子前的准备 第一阶段 第二阶段 第三阶段 第四阶段 远离疾病 产后美容 塑身美体

第三阶段 8

新妈妈如何照顾自己

产后腹部保养的要诀

产后若不注意保养，就更容易造成腹部的脂肪堆积，影响身体的曲线美。所以，腹部保养是女性健美的重要课题之一。可以尝试以下方法：

坐月子要点

处理腹部妊娠纹

涂抹橄榄油，可适当地冲淋20℃以下冷水来紧缩腹部肌肤，然后，再涂擦防晒油，一边预防受到紫外线的伤害，一边做日光浴。妊娠纹就会渐渐地变淡。

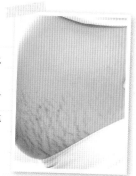

坐月子要点

进行腹部按摩

腹是胃肠的一部分，腹部按摩实际上是胃肠按摩。摩腹的方法很多：

方法一

先搓热双手，然后双手相重叠，置于腹部，用掌心绕脐沿顺时针方向由小到大转摩36周，再沿逆时针方向由大到小绕脐摩36周。它有增加胃肠蠕动，理气消滞，增强消化功能和防治胃肠疾病等作用。

方法二

指尖蘸取少许的橄榄油，按摩腹部，慢慢地从下腹部朝向胸部的方向，来进行按摩，慢慢地从中心往腰的外侧方向移动。这样能起到腹部保养的效果。

坐月子要点

适当节制饮食

少吃糖、淀粉、动物脂肪等，可以以吃七分饱为度，这样可促进体内脂肪的消耗，不至于过度肥胖。

坐月子要点

加强锻炼

为使腹部堆积的脂肪减少，而采用无限制节食并不能达到减少腹部脂肪、强健腹部肌肉的作用，如果太过火的话，反而会影响人的健康。

应多进行体育锻炼，如跑步、游泳、打球等，这样能使腹部脂肪明显地减少。

坐月子小提示

◎简单的腹部运动…

两足踝靠紧，平躺在垫子上，双脚固定住。手伸直在头顶处，用力坐起，手触足尖，然后上体缓慢后倒。反复做10次，以至更多。

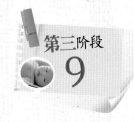

新妈妈如何照顾自己

乳房胀痛怎么办

新妈妈产后乳房胀痛时，有3种情况发生：乳房淤积、淤乳、乳腺炎。虽然这3种情况都会导致乳房胀痛，但形成原因却各不相同。若没仔细了解而处理失误，恐怕会造成母乳育儿工作的挫折感。

坐月子要点

乳房淤积

乳房淤积是指在产后3～4天时，乳房突然会胀痛，这是由于血液充塞乳房所致。淤乳是因乳汁流出管道的一部分被阻塞所致，使得乳房内囤积乳汁。乳腺炎是因淤乳时，乳房胀满乳汁而使得细菌进入引起发炎。

可用冷敷，减缓血液流动，然后再予以按摩使血液流动。不必担心用冷敷而导致母乳分泌降低。就算冷敷1～3天使得乳房分泌功能暂时停止，但乳腺组织并未因此萎缩。乳房冷敷1星期后，一切可恢复正常。

坐月子要点

乳腺炎

在母乳授乳期发生的乳腺炎，叫做产褥乳腺炎。产褥乳腺炎是由于淤乳处置不当引起化脓，或从乳头伤口进入化脓菌引起感染。表现为乳房红肿发硬，疼痛剧烈，体温可达38℃左右。

在产褥期4～7日左右容易引起乳汁滞留、发热，因此在每次哺乳后要将乳房挤空。乳房发硬或疼痛剧烈时，尽早请医生诊治是很必要的。在治疗初期，要常挤乳，或用冷毛巾暂时冷敷，病情会减轻一些，根据情况还可以遵照医嘱使用抗生素和消炎剂。预防方法与淤乳和乳头裂伤相同，做乳头和乳房的按摩，保持清洁，乳房内不要积存乳汁。

坐月子要点

乳房基底部的按摩

乳头的按摩用一只手从乳房下面扶住，用另一只手轻轻地挤压乳晕部分，让其变得柔软。用拇指、食指和中指三根手指垂直胸部夹起乳头，轻轻向外拉。用三根手指垂直夹起，一边压迫着尽量让手把乳房往中间靠，尽量让两个乳头靠近。通过这样的方法，让乳房基底部比平时更多地活动。

把大拇指放到腋下，剩下的手指从乳房底下横着托住，把两个胳膊肘向内收紧，让胸部挺起来。用两只手把乳房包住，然后像是在揉面团似的，朝着每只手的手指方向揉动乳房。

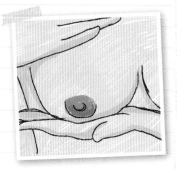

第三阶段
10

新妈妈如何照顾孩子

给宝宝的**身体清洁**

在妈妈眼里，没有比看到小宝宝躺在柔软毛巾上那舒适惬意的模样更令妈妈欣喜的了。但常常有年轻的妈妈会为幼小宝宝的身体清洁问题感到棘手。一起来学习一下。

坐月子要点

如何清理**眼部分泌物**

分娩过程中，胎儿通过产道时，眼睛易被细菌污染，所以宝宝出生后要注意眼部护理。如有分泌物可用干净小毛巾或棉签蘸温开水，从眼内角向外轻轻擦拭。

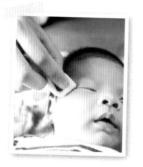

坐月子要点

耳部**清洁**

洗澡时注意切勿将污水灌入宝宝耳内，洗澡后以棉签拭干耳道及外耳。注意耳背后的清洁，有时会发生湿疹及皲裂，可涂些食用植物油或紫药水，宝宝一旦发生后湿疹可涂湿疹膏。

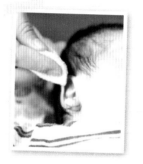

坐月子要点

鼻腔**护理**

宝宝的鼻腔经常会有分泌物堵塞鼻孔影响呼吸，可用棉签或小毛巾角蘸水后湿润鼻腔内干痂，再轻轻按压鼻根部，然后用棉签取出。

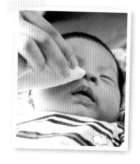

坐月子要点

口腔**护理**

宝宝口腔黏膜薄嫩，不宜擦拭。宝宝的口腔护理很重要，不要自己想当然的给宝宝处理口腔，如果发现异常，自己拿不准时，请及时请教育儿专家，不要自己盲目的给宝宝"治疗"，以免引发不良后果。

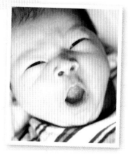

月子前的准备　第一阶段　第二阶段　第三阶段　第四阶段　远离疾病　产后美容　塑身美体

新妈妈如何照顾孩子

夜里喂奶应注意什么

喂夜奶是每个新妈妈们所必然经历的事情，在给宝宝夜间喂奶时需要注意一些问题。下面介绍夜里喂奶需要注意的问题，帮助新妈妈们正确进行夜间喂奶。

坐月子要点

注意喂养姿势

夜晚乳母的哺喂姿势一般是侧身对着稍侧身的宝宝，妈妈的手臂可以搂着宝宝，但这样做会较累，手臂易酸麻，所以也可只是侧身，手臂不搂宝宝进行哺喂；或者可以让宝宝仰卧，妈妈用一侧手臂支撑自己俯在宝宝上部哺喂，但这样的姿势同样较累，而且如果妈妈不是很清醒时千万不要进行，以免在似睡非睡间压伤宝宝，甚至导致宝宝窒息。

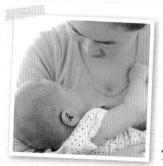

坐月子小提示

◎用一侧乳房还是两侧乳房…

第一个月的宝宝只吃空妈妈的一侧奶就够了，到了这个时候每顿要吃空两边的奶才满足，奶量大约有300～400毫升，食量惊人。所以喂宝宝吃奶时，最好让宝宝轮流吃两侧乳房。

坐月子要点

不要让宝宝含着乳头睡觉

晚上哺喂不要让宝宝含着乳头睡觉，以免造成乳房压住宝宝鼻孔使其窒息，也容易使宝宝养成过分依恋妈妈乳头的娇惯心理。另外，产后乳母自己身体会极度疲劳，加上晚上要不时醒来料理宝宝而导致睡眠严重不足，很容易在迷迷糊糊中哺喂宝宝，所以要格外小心，以防出现意外。

坐月子要点

宝宝饥饿的信号

如果细心地观察宝宝，会发现他们经常发出各种表明其肚子饿了的信息。最常见的就是宝宝与生俱来的本领——觅食，也就是在他清醒时，觉得饿了，便会张着小嘴四处寻觅，或者就近吸吮床单、被角甚至手指等；而在熟睡状态中的宝宝也会由深睡眠状态转入浅睡眠状态，短暂地睁大双眼，眼睑不断抖动，还能表现为睡眠中有吸吮和咀嚼的动作。此外，哭也是表现饥饿的一种信号。

但并不是宝宝一哭就代表饿了，哭也可能表示他不舒服了，比如尿布湿了等。一旦宝宝开始哭了，就该重视起来，寻找哭的原因。

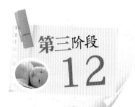

第三阶段 12

新妈妈如何照顾孩子

如何预防宝宝尿布疹

宝宝的皮肤特别娇嫩敏感，很多的刺激物质包括尿液、粪便、或是潮湿环境，都会对宝宝的皮肤产生刺激，进而产生发炎、溃烂而形成尿布疹。为了预防尿布疹，专家给我们支了以下几招：

坐月子要点

选择好纸尿裤

要选择全纸的，或棉柔材质、吸汗和透气性佳的款式，搓一搓，听听声音；比较薄的，大概一块饼干厚，要有松紧搭扣的，腰围有部分加宽、或是大腿附近的剪裁有增加伸缩功能的；吸水量大的。

坐月子要点

便后清洁宝宝屁股

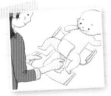

← 先拿掉宝宝的旧尿布，垫在宝宝屁股底下，然后用柔软湿巾擦净宝宝的粪便。

→ 使用第一盆温水，将残留下来的脏东西擦干净。

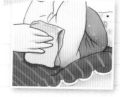

← 使用第二盆温水，淋洗宝宝的臀部。若是新生儿可以抱起来，用温水淋洗。

坐月子要点

做好宝宝的臀部护理

■ **没有发生红臀时**

可扑少许爽身粉。父母先把粉倒在手心里，再扑在宝宝腹股沟、臀部等处，这样可以保护宝宝的眼睛。

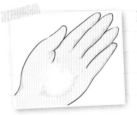 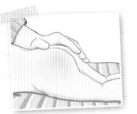

■ **已发生红臀时**

可在局部涂护臀膏，如5%鞣酸软膏。在棉签上先挤上一点软膏，采取滚动式方式在新生宝宝红臀处涂抹，范围要超过红臀。注意经常保持宝宝臀部干燥。护理后应给宝宝更换干净的纸尿裤，再将脏尿裤拿走。

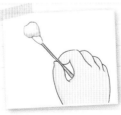 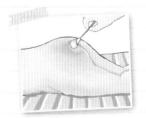

每次都要用温水洗净宝宝便后的臀部。室温保持在24℃～28℃，水温控制在35℃～38℃。

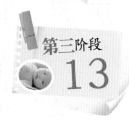

第三阶段
13

新妈妈如何照顾孩子

宝宝鼻子不通气怎么办

由于新生儿鼻腔短小，鼻道窄，血管丰富，与成年人相比更容易导致发生炎症，导致宝宝呼吸费力、不好好吃奶、情绪烦躁、哭闹。所以保持宝宝呼吸道通畅，就显得更为重要。

坐月子要点

预防孩子感冒

🌲 按摩

在宝宝的背部上下来回搓动，可以隔着衣服进行。把宝宝的背部搓热，这样可以起到预防感冒的作用。

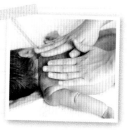

🌲 缓解鼻塞

一般的宝宝感冒之后都会有鼻塞现象，这时妈妈可以用手搓搓他的小耳朵，直到发红为止，以缓解鼻塞。

坐月子要点

鼻子不通气的处理方法

1.用乳汁点一滴在宝宝鼻腔中，使鼻垢软化后用棉丝等刺激鼻腔使宝宝打喷嚏，利于分泌物的排除。

→2.用棉花棒蘸少量水，轻轻插入鼻腔清除分泌物。注意动作一定要轻柔，切勿用力过猛损伤黏膜，造成鼻出血。

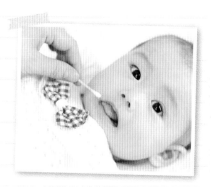

如何区分小儿肺炎与感冒					
感冒	咳嗽或喘，不会引起呼吸困难	一般38℃以下，持续时间较短，用药效果明显	睡眠基本正常	通常精神状态较好，能玩，有些宝宝活泼好动	胸部没有"咕噜，咕噜"般的声音
肺炎	大多咳嗽，程度重，呼吸困难	多在38℃以上，持续2～3天不退热，用药效果不大	不吃东西，不吃奶，常因憋气而哭闹不停	多睡而易醒；夜里呼吸困难加重	胸部有"咕噜，咕噜"声

月子前的准备
第一阶段
第二阶段
第三阶段
第四阶段
远离疾病
产后美容
塑身美体

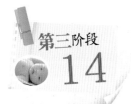

新妈妈如何照顾孩子

如何给宝宝洗头

给宝宝洗头用的洗发液最好是无泪配方的，以免流入眼睛中引起疼痛，并按顺时针方向柔和地揉搓。妈妈可以一边替宝宝清洁头部，一边用右手指腹轻轻按摩。

坐月子要点

给宝宝洗头的方法

给宝宝洗头时，水温保持在37℃～38℃为宜。洗头动作要轻，用指肚一点点地揉搓头皮，不要用手指甲使劲地抓挠。宝宝的毛发略显酸性，出汗时酸性加强，给宝宝洗头应使用中性或弱碱性的洗发液、宝宝香皂或护发素。具体步骤如下：

→ 1.左臂将宝宝臀部夹在自己的左腰部，面部朝上，用左手托稳宝宝的头颈部，使头部稍微向下倾斜，腿部稍稍抬高。

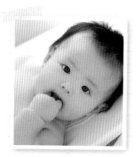

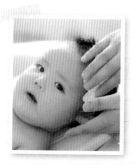

← 2.左手拇指及中指从耳后向前推压耳廓，以防止水流入宝宝耳内。

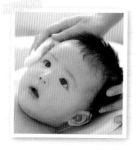

→ 3.右手蘸水将宝宝头部淋湿，涂抹宝宝香皂或洗发液，顺着一个方向轻轻搓揉。用温水冲净泡沫，再用干毛巾擦干即可。

坐月子要点

给宝宝洗头的注意事项

注意事项
1　水温保持在37℃～38℃
2　选择宝宝洗发水，不用成人用品。因为成人用品过强的碱性会破坏宝宝头皮皮脂，造成头皮干燥发痒，缩短头发寿命，使头发枯黄
3　勿用手指抠挠宝宝的头皮。正确的方法是用整个手掌，轻轻按摩头皮；炎热季节可用少许宝宝护发剂
4　如果宝宝头皮上长了痂壳，不妨使用烧开后晾凉的植物油（最好是橄榄油，其次为花生油或菜油），涂敷薄薄的一层，再用温水清洗，很容易除掉头垢
5　洗发的次数，夏季1～2天1次为宜，冬春季3～4天1次
6　梳理头发能刺激头皮，促进头发生长。应选择齿软而呈锯齿状的梳子，以免伤及宝宝的头发与头皮

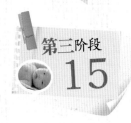

第三阶段 15

新妈妈如何照顾孩子

多给宝宝做按摩

按摩不仅是身体的接触，更是妈妈与宝宝之间沟通的一座桥梁，是它传递着爱和关怀。经常得到按摩的宝宝，长大后拥有自信和乐观等积极性格的可能性可能会大一些。

坐月子要点

面颊按摩

→1.在宝宝前额的眉间上方，用双手拇指指腹从额头向外轻柔平推至太阳穴。

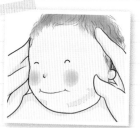

←2.从宝宝下巴处，沿着脸的轮廓用拇指往外推压，至耳垂处停止。妈妈边抚触边念：真可爱的小脸蛋，妈妈摸摸更好看。

坐月子要点

手臂按摩

→1.从上臂到手腕，反复3～4次轻轻挤捏宝宝的手臂。妈妈边抚触边念：宝宝长大有力气，妈妈搓搓小手臂。

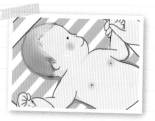

←2.把宝宝掌心向上，两臂左右分开。妈妈边抚触边念：伸伸小胳膊，宝宝灵巧又活泼。

坐月子要点

手部按摩

→1.抚触宝宝的手腕用手指画小圈。用拇指抚触宝宝的手掌使他的小手张开。

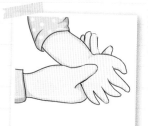

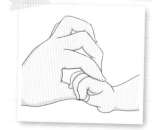

←2.让宝宝抓住拇指，宝宝的手背用其他四根手指抚触。

↓3.一只手的拇指和示指轻轻捏住宝宝的手指，另一只手托住宝宝的手，从小指开始依次转动、拉伸每个手指。妈妈边抚触边念：动一动、握一握，宝宝小手真灵活。

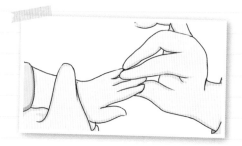

月子前的准备 ····· 第一阶段 ····· 第二阶段 ····· 第三阶段 ····· 第四阶段 ····· 远离疾病 ····· 产后美容 ····· 塑身美体

坐月子要点

背部按摩

→1.双手大拇指平放在宝宝脊椎两侧，拇指指腹分别由中央向两侧轻轻抚摸，扶住宝宝身体，其他手指并在一起从肩部移至尾椎，反复3～4次。

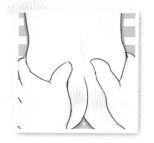

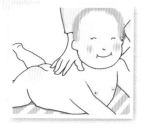

←2.五指并拢，掌根到手指成为一个整体，横放在宝宝背部，力度均匀地交替从宝宝脖颈抚至臀部，手背稍微拱起，反复3～4次。妈妈边抚触边念："宝宝"背直不怕累，妈妈给你拍拍背。

坐月子要点

扯摸耳垂

→轻轻按压耳朵，从最上面用拇指和示指按到耳垂处，反复向下轻轻拉扯，然后再不断揉捏。妈妈边抚触边念："拉一拉小耳朵，妈妈说话宝宝乐。"

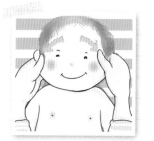

坐月子要点

胸部按摩

→双手放在宝宝的两侧肋缘，先是左手向上滑到宝宝左肩，复原。换右手向上滑向宝宝右肩，复原。重复3～4次。妈妈边抚触边念："摸摸胸口真勇敢，宝宝长大最能干。"

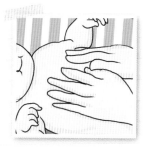

坐月子要点

腹部按摩

→顺时针方向放平手掌，按画圆的方式抚摩宝宝的腹部。不能离肚脐太近，注意动作要特别轻柔。妈妈边抚触边念："小肚皮软绵绵，宝宝笑得甜又甜。"

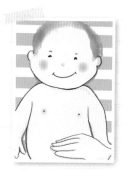

坐月子要点

腿部按摩

→1.用拇指、示指和中指轻轻揉捏宝宝大腿的肌肉，从膝盖处一直抚触到尾椎下端。

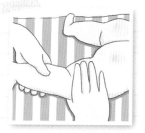

←2.用一只手拇指朝外握住宝宝小腿，另一只手握住宝宝的脚后跟，沿膝盖向下捏压，滑动至脚踝。妈妈边抚触边念："爸爸妈妈乐陶陶，宝宝会跳又会跑。"

→3.一只手四指聚拢在宝宝的脚背，另一只手托住宝宝的脚后跟，从脚尖抚摸到脚跟用大拇指指腹轻揉脚底，反复3～4次。

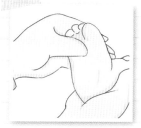

第三阶段
16

新妈妈如何照顾孩子

新生儿的能力训练

宝宝哭了，是为了让妈妈知道他的需求。当宝宝哭的时候，父母可通过仔细观察，了解他哭声的含义究竟是不舒服了、饿了、还是只想得到关注。

坐月子要点

训练宝宝对声音的反应能力

当宝宝哭的时候去照顾他，这并不是在宠他，因为这样做能够让宝宝感受到爱并获得安全感。尽可能多地与他交谈，多对他微笑，多抚摸他。父母可探究性地询问宝宝："哦，宝宝饿了呀，妈妈给你喂奶。"同时配合喂奶的动作，或如"宝宝想让妈妈抱了呀，来妈妈抱一抱。"同时配合抱的动作。

训练方法

和宝宝说话	发出轻微的声音，如咕咕声，让宝宝知道你在附近，你正关注着他，或者和宝宝说话
放音乐	给宝宝播放一首优美的轻音乐或活泼欢快的儿歌
轻摇宝宝	轻摇宝宝，边摇边哼着儿歌。可以把他抱在怀里摇，也可以把他放在摇椅上摇，但最好是抱在怀里摇

坐月子要点

训练宝宝光线的刺激反应

为了教会宝宝寻找发光物，平日就可以把会发亮的玩具不固定地摆在宝宝旁边，随时拿起来逗宝宝玩。为了让宝宝适应不同的亮光，平时照顾宝宝的时候，可以经常变换宝宝活动的地点。

■ 利用发光的玩具

把会发光的玩具放在宝宝的眼前或是从不同方向照射过来，吸引宝宝注视光源。

■ 巧用手电筒

把手电筒的光线投射到白墙壁上，让宝宝注意到光源，同时鼓励他伸手去触摸。

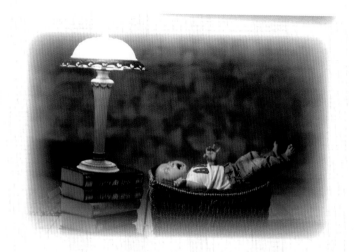

{ 安心坐月子200招 }

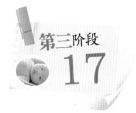

第三阶段 17

新妈妈如何照顾孩子

补血食物大搜索

许多贫血的新妈妈常常买高级补品"补"血，这里需要提醒新妈妈们贫血不是很严重的情况下最好食补，在生活中可找到许多随手可得的补血食物。

坐月子要点

怎样通过饮食补铁

补血首先要注意饮食搭配，要均衡摄取肝脏、蛋黄、谷类等富含铁质的食物。如果饮食中摄取的铁质不足或是缺铁严重，就要马上补充铁剂。维生素C可以帮助铁质的吸收，也能帮助制造血红素，所以维生素C的摄取量也要充足。

坐月子要点

哪些食物能够补铁

▓ 金针菇

金针菇含铁量最大，比大家熟悉的菠菜高了20倍，还含有维生素A、维生素B_1、维生素C，蛋白质等营养素并有利尿及健胃作用。

▓ 菠菜

菠菜营养比较丰富，可凉拌、炒食或作汤，是主要绿叶菜之一。同时菠菜还是有效的补血食物，含铁质的胡萝卜素相当丰富，可以算是补血蔬菜中的重要食物。

▓ 胡萝卜

深橘红色胡萝卜素含量最高，各种胡萝卜所含能量在332.6～5 606千焦。补血食物以含有铁质的胡萝卜素为最佳，有的人以为常吃蔬菜类才会变成贫血。

其实这是错误的观念，植物性的食物，不但含有铁质、胡萝卜素及其他养分，还有易于消化吸收的优点。不过许多人不爱吃胡萝卜，可以把胡萝卜榨汁，加入蜂蜜当饮料喝。

▓ 黑豆

黑豆可以生血、乌发。黑豆的营养成分与黄豆不相上下，而所含蛋白质却高于黄豆，是仅次于黄豆的豆类。新妈妈可用黑豆煮乌鸡。

▓ 龙眼肉

龙眼肉自古视为滋补佳品。龙眼肉性味甘平，无毒，入心、脾经。具有补益心脾，养血安神的功效。本品甘平质润，入脾养血之功胜于大枣等果品。

其大补阴血、滋养心液之效尤佳，乃果中补血要药。龙眼肉补益心脾之效适用于心脾二虚所致的食少体倦、头晕目眩、身体虚弱及便血崩漏诸证。

月子前的准备　第一阶段　第二阶段　第三阶段　第四阶段　远离疾病　产后美容　塑身美体

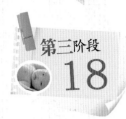

第三阶段 18

补气养血，调理体质

营养与饮食

新妈妈分娩后的头几天，家人马上会开始给她们喝鸡汤、排骨汤，为了促进乳汁分泌，也为了使她们的身体尽快康复。但专家认为，产后补充营养最好从第三周开始。

坐月子要点

不宜过早进补

在产后的前两周里，新妈妈的内脏尚未回缩完全，疲劳感也未完全消失。此时，如果吃下太多养分高的食物，肠道是无法完全吸收的，反而会造成"虚不受补"的现象；原本吸收能力强，身体肥胖的新妈妈，立刻进补容易造成产后肥胖症；原本瘦弱的新妈妈会因无法吸收食物养分而发生腹泻，导致更瘦弱。另外，如果过多的养分新妈妈无法吸收，又无力代谢，很可能会被体内的不正常的细胞吸收，产生异常现象，如子宫肌瘤、卵巢瘤、乳房纤维瘤或脑下垂体瘤等。

坐月子要点

阶段性进补

月子期的饮食最重要的是阶段性进补。所谓阶段性食补，就是必须按照产后身体的恢复情况进补：第一周主要是代谢、排毒；第二周以收缩骨盆腔及子宫为主；第三周开始真正的滋养进补。产后两周内，身体疲劳和脏腑功能都没有恢复，这时摄入养分过多，身体无法吸收，易造成"虚不受补"的现象。

如果新妈妈原本身体的吸收力就很强，产后立刻进补容易造成产后肥胖症；而瘦弱的新妈妈因为无法吸收养分，容易拉肚子，身体会更加瘦弱。

坐月子要点

饮食细则

坐月子进入第三周后，重点便放在补气补血，以及预防老化。此时恶露将尽，才是进补的最佳时机，千万别在这时候，就松懈下来，仍要继续坚持下去，食物中少加盐和调味料，以免破坏体质更新的机会。第三、四周是大补，以麻油鸡为主，目的是帮助体力调养，恢复元气。

坐月子期间，新妈妈每日的餐次应该比一般人多，以5～6次为宜。因为产后肠胃功能减弱，一次进食过多，反而会增加肠胃负担，不利于产后恢复。

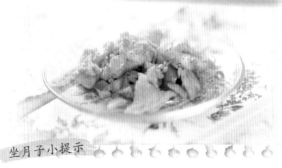

坐月子小提示

◎怎样做鱼没有腥味…

月子期的女性大都喝鱼汤，其中以鲫鱼、黑鱼、鲶鱼、鲈鱼为好。处理鱼之前，可先在鱼身上抹一点盐，这样做出来的鱼没有腥味。

月子前的准备 | 第一阶段 | 第二阶段 | 第三阶段 | 第四阶段 | 远离疾病 | 产后美容 | 塑身美体

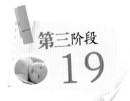

第三阶段 19

补气养血，调理体质

第三阶段的月子餐：主食

本阶段要注意补充体力、强健腰肾以减少日后的腰背疼痛。在这段时间，可以适当加强进补，但仍不宜食用过多燥热食物，否则可能引发乳腺炎、尿道炎、痔疮等。

产后食谱

紫米粥

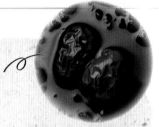

材料　紫米、糯米各100克，红枣8枚，白糖少许。

做法　1.将紫米、糯米分别淘洗干净，红枣去核洗净。

2.在锅内放入清水、紫米和糯米，置于火上，先用大火煮沸后，再改用小火煮到粥将成时，加入红枣煮，以白糖调味即成。

产后食谱

花生红枣粥

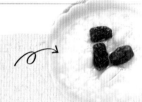

材料　花生仁、红枣各50克，糯米100克，冰糖10克。

做法　1.将花生仁浸泡2个小时，红枣去核后洗干净。

2.将花生仁、红枣和淘洗干净的糯米一起下锅熬成粥，等到粥黏稠后加入冰糖，稍微煮一下即可食用。

产后食谱

山药芝麻粥

材料　大米60克，山药150克，黑芝麻1/2小匙，鲜牛奶100克，玫瑰糖1小匙，冰糖10克。

做法　1.大米干净，浸泡1小时，捞出沥干，将山药切成细粒，黑芝麻炒香，一起倒入搅拌器，加水和鲜牛奶搅碎，去掉渣留汁。

2.将锅放置到火上，放入水和冰糖烧沸溶化后倒入浆汁，慢慢搅拌，加入玫瑰糖，继续搅拌至熟即可食用。

产后食谱

胡萝卜牛腩饭

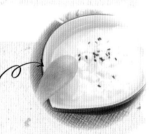

材料　胡萝卜、南瓜各60克，米饭110克，牛腩100克，盐、高汤适量。

做法　1.将牛腩洗净，切块，焯水，胡萝卜洗净，切块，南瓜洗净，去皮，切块备用。

2.倒入高汤，加入牛腩，烧至八分熟时，下胡萝卜块和南瓜块，调味，至南瓜和胡萝卜酥烂，浇在米饭上浇上即可。

产后食谱

小饭团

材料 米饭1碗，肉松1大匙，卤豆干1块，萝卜干末1大匙。

做法
1. 卤豆干切成细末。
2. 取1/4量的米饭放在塑胶袋上，用匙压平，取1/2量的肉松、萝卜干与卤豆干放在米饭上，再取1/4量米饭盖在上面，将塑胶袋捏紧即成为圆形的小饭团。
3. 依此法做成2个小饭团。

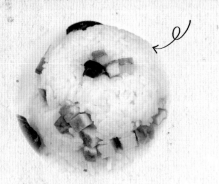

产后食谱

面包托煎蛋

材料 鸡蛋、牛奶各200克，面包25克，黄油2小匙，猪油1大匙，盐1/2小匙。

做法
1. 将面包去掉边，烤成两面金黄色，放入盘内。将鸡蛋打入碗内，加入盐、牛奶调匀，备用。黄瓜洗净切丝，蒜剁成蒜泥，葱切末。
2. 往煎锅内注入黄油、熟猪油烧热，下鸡蛋，用筷子搅拌，等到鸡蛋煎成形的时候，将鸡蛋倒在烤好的面包上即可食用。

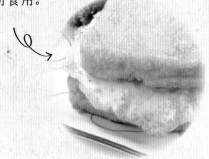

产后食谱

鲢鱼小米粥

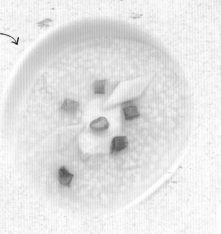

材料 鲢鱼1尾，丝瓜仁10克，小米100克，葱花、姜片、香油、鸡精、盐各适量。

做法
1. 将鲢鱼去鳞、鳃及内脏，洗净，去刺，切成片，放入盆中，加葱花、姜片、香油、盐拌匀，腌渍片刻。
2. 小米淘洗干净，丝瓜仁洗净。
3. 锅置火上，放入小米、丝瓜仁、适量清水煮粥，等粥将熟时，加入鱼片再煮片刻，鱼熟加入鸡精即可。

産后食谱

胡萝卜牛腩饭

材料　米饭100克，牛肉100克，胡萝卜50克，南瓜50克，高汤、盐各适量。

做法　1.胡萝卜洗净，切块；南瓜洗净，去皮，切块待用。将牛肉洗净，切块，焯水。

2.倒入高汤，加入牛肉，烧至牛肉八分熟时，下胡萝卜块和南瓜块，加盐调味，至南瓜和胡萝卜酥烂即可。

3.饭装盆打底，浇上炒好的牛肉即可。

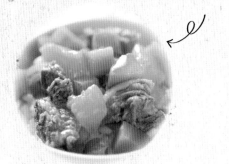

産后食谱

山药黑芝麻粥

材料　大米100克，山药100克，黑芝麻15克，冰糖适量。

做法　1.大米淘洗干净；山药清洗干净，刮掉外皮，切成滚刀小块。

2.将大米、山药和黑芝麻一起装入高压锅，加入足量的水，再加入冰糖，盖好盖子。

3.大火烧至上汽后，转小火煮10分钟。

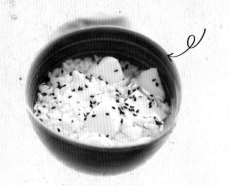

産后食谱

香蕉薄饼

材料　香蕉1根。面粉300克，鸡蛋1个，白醋10克，白糖5克，盐4克，鸡精1克，植物油适量。

做法　1.把鸡蛋打匀，香蕉捣成泥，蛋浆与香蕉泥加水、面粉调成面糊放入捣成泥的香蕉，加水加面粉调成面糊。

2.再放些葱花、盐、鸡精搅匀

3.铁锅烧热，放入植物油，将面糊倒入锅内（一般放3匙），摊薄，两面煎至金黄色即可。

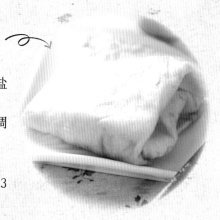

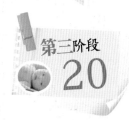

第三阶段
20

补气养血，调理体质

第三阶段的月子餐：汤品

对于这阶段的新妈妈而言，奶水不足是很大的困扰，所以要多摄取汤类，补充充足的水分。常见的通乳食材，如花生、猪蹄、鱼肉、鸡肉、牡蛎、木瓜可以多吃点。

产后食谱

枸杞牛肝汤

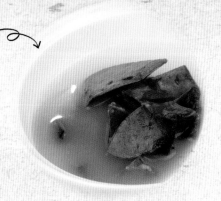

材料 牛肝120克，枸杞40克，鸡精3克，盐4克，花生油25克，牛肉汤适量。

做法 1.将牛肝洗净切块，枸杞洗净。

2.把锅放在火上，放入花生油烧至八成热，放入牛肝煸炒片刻。

3.锅洗净置火上，倒入牛肉汤，然后放入牛肝、枸杞、盐，共同煮炖至牛肝熟透，再用鸡精调味即可。

产后食谱

枣圆羊肉汤

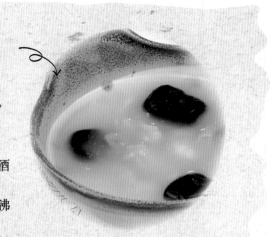

材料 羊腿肉800克，红枣、桂圆各30克，党参20克，生姜4片。

做法 1.羊肉洗净，切块。

2.桂圆、红枣（去核）洗净，党参洗净，切段。

3.在锅内倒入适量植物油起锅，放入羊肉，用姜、酒爆透。

4.把全部用料一齐放入锅内，加适量清水，大火煮沸后，小火煲3小时，调味即可。

产后食谱

当归黄芪补血汤

材料　当归12克，黄芪50克，枸杞15克，鸡腿1个，盐、米酒各适量。

做法　1.鸡腿切小块，氽烫后去血水。

2.鸡腿、药材加清水放入锅内，用大火煮开后，转小火煮至鸡腿熟烂。

3.加盐、酒调味即可食用。

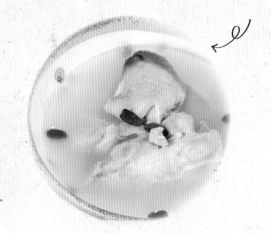

产后食谱

海鲜浓汤

材料　洋葱末2大匙，鱼片2片，淡菜2根，胡萝卜丁2大匙，蘑菇3～4个，青豆仁2大匙，无糖豆浆、牛奶各200毫升，奶油1小匙，盐适量。

做法　1.先将奶油烧热，爆香洋葱，放入淡菜、鱼片稍微翻炒。

2.再加入胡萝卜丁、蘑菇、青豆仁、无糖豆浆、牛奶煮熟，再加入盐调味即可。

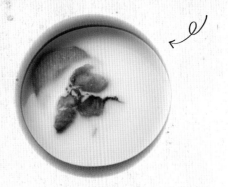

产后食谱

猪肝清汤

材料　猪肝500克，姜10克，菠菜50克，米酒、香油、盐、鸡精各适量。

做法　1.将猪肝洗净，切片，姜洗净切丝，菠菜择洗干净，切成段。

2.锅置火上，放入清水，煮沸，加入姜丝、猪肝以及切好的菠菜段，放入适量的盐、鸡精及米酒，煮熟后加入适量的香油即成。

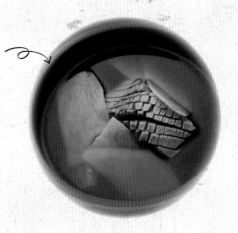

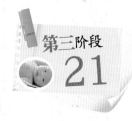

第三阶段
21

补气养血，调理体质

第三阶段的月子餐：配菜

哺乳期间，应避免食用韭菜、麦芽等退奶食物，此外不宜食用寒冷食物，以免宝宝拉肚子，蔬菜的量也要开始增加，以防止便秘。

产后食谱

清蒸鳜鱼

材料　鳜鱼1条（约600克），鱼露、姜片各适量。

做法　1.将鳜鱼去鳞、鳃和内脏，洗净，鱼身两面切花刀，控干水后放在盘中，把姜片放在鱼腹中和鱼身上。

2.蒸锅中的水烧开后，将鳜鱼放入蒸锅，用大火蒸8～10分钟后取出，把鱼露淋在鱼身上。

3.锅中热适量油，浇在鱼身上即可。

鳜鱼有补气血、益脾胃、补五脏、疗虚损的功效。产后新妈妈食用鳜鱼可补气血、益虚劳。

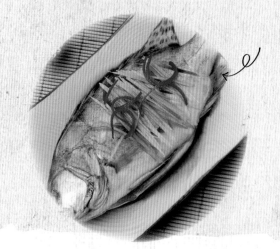

产后食谱

蒜香圆白菜

材料　圆白菜300克，盐、鸡精各1/2小匙，老抽1小匙，干辣椒20克，植物油40克，蒜20克。

做法　1.把蒜切成片，干辣椒切成段，圆白菜切成块。

2.锅内倒入植物油烧热，放蒜片、干辣椒段稍炒，待干辣椒呈紫红色，放入圆白菜块迅速翻炒，烹入盐、老抽翻炒均匀，再加入鸡精炒匀即可食用。

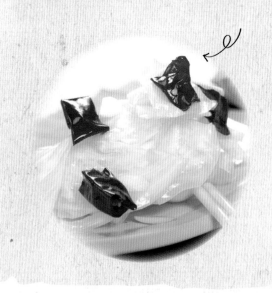

产后食谱

北芪党参炖乌鸡

材料　北芪30克，党参20克，乌鸡1只，姜2片，
盐、料酒、香油各适量。

做法　1.将乌鸡洗净，除去内脏，放入开水中
煮3分钟，取出，将北芪、党参、姜片
洗净。

2.将乌鸡放入炖盅内，加入北芪、党
参、姜片、料酒，注入适量开水，盖
好，入锅隔水炖3小时，取出，放入盐、
香油即可。

产后食谱

三色毛豆仁

材料　毛豆粒100克，猪肉馅、胡萝卜各150
克，淀粉、黑胡椒粉各1/2小匙，酱油、
盐、香麻油各1小匙。

做法　1.胡萝卜去皮、切丁，毛豆粒洗净，同放
入滚水中汆烫，捞出，泡冷水，沥干待凉。

2.猪肉馅放入碗中加调料抓拌均匀备用。

3.锅中倒入2大匙油烧热，放入猪肉馅大
火炒匀，加入1小匙水将肉炒散，再加入
胡萝卜丁、毛豆粒一起翻炒数下，加入
盐、香麻油调匀即可。

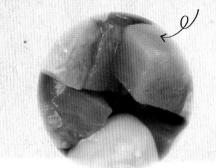

产后食谱

茄汁味菜牛柳

材料　牛柳肉200克，味菜220克，葱段、青红椒、洋葱各12
克，鸡蛋1/2只，生抽、白糖、淀粉、甜茄汁各适量。

做法　1.将牛肉、葱段、青红椒切丝，用调料拌匀，腌制12分
钟，味菜切片，放入滚开的水中煮4分钟，捞起待用。

2.放入牛柳肉用小火煎至八成熟，再放入切好的原
材料煸炒片刻，加入调味料略炒，炒匀上碟即可。

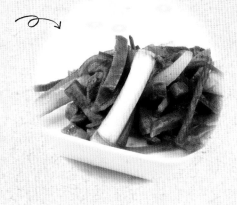

月子前的准备

第一阶段

第二阶段

第三阶段

第四阶段

远离疾病

产后美容

塑身美体

南瓜豉汁蒸排骨

材料 猪肋排300克，南瓜200克，豆豉5克，盐1/2小匙，酱油1小匙，葱、姜各5克。

做法 1.将南瓜洗净削去外皮，用小刀在距南瓜顶1/3处开一个小盖子，挖出里面的瓜瓤做成南瓜盅。将葱切成小段，姜切成片备用。

2.把排骨斩成小块，加入豆豉、盐、葱段、姜片、酱油腌制20分钟。

3.将腌好的排骨放入南瓜盅内，上锅蒸熟即可。

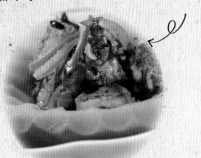

葱白炖猪蹄

材料 猪蹄4只，葱白50克，盐适量。

做法 1.将猪蹄洗净，切成块，葱白洗净，切成段。

2.锅置火上，加适量的清水，放入猪蹄、葱白，用大火煮沸，改用小火炖至肉熟烂，加入盐调味即可。

　　此菜能有效补充产后所需营养，是产后滋补调理的佳品。

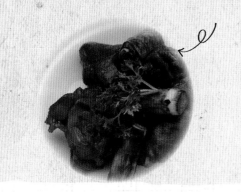

香菇烧鲤鱼

材料 鲤鱼1尾，黄豆芽150克，水发香菇60克，盐4克，葱段、姜片、料酒、酱油各10克，鸡精1小匙，水淀粉12克，植物油800克。

做法 1.将鲤鱼去鳞、鳃、内脏洗净，两面剞上十字花刀，锅内加油下入鲤鱼炸硬捞出。

2.下入葱段、姜片炝香，烹入料酒，加入汤烧开，下入炸好的鲤鱼略烧一下。

3.下入香菇、黄豆芽，加入酱油、盐烧至熟透入味，用水淀粉勾芡，出锅装盘即成。

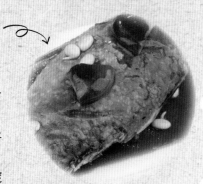

第五章

月子期的
第四阶段（29～42天）

　　传统坐月子通常以一个月为准，其实坐月子不只是30天，经过一个月的调整，身体许多器官并未得到完全的复原。比如，子宫体的回缩需要6周时间才能恢复到接近非孕期子宫的大小，胎盘附着处子宫内膜的全部再生修复也需6周。从本阶段开始，应着重于补足分娩后的耗损，同时要为重返职场以及塑身做好准备。

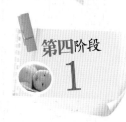

第四阶段 1

新妈妈如何照顾自己

产后记着做检查

度过了难熬的"月子"，你的身体复原了吗？你自己感觉良好是一回事儿，可是身体内部各个脏器究竟恢复得如何，这还需要你去医院做产后检查。

坐月子要点

量体重

　　体重是人体健康状况的基本指标，过重或过轻都是非正常的表现，一旦超过限度会带来很多健康隐患。体重测量可以监测新妈妈的营养摄入情况和身体恢复状态，时刻提醒新妈妈注意，防止不均衡的营养摄入和不协调的活动量危害身体健康。

坐月子要点

乳房检查

　　由于充满乳汁，产后乳房变得非常丰满、娇嫩。每天和宝宝嫩嫩的脸蛋、小嘴接触，而乳房的外表又非常"柔弱"，常常抵不住一些哪怕是轻微的伤害。乳胀、乳房疼痛等常常会来困扰新妈妈，严重的可能感染乳腺炎，威胁乳房健康，甚至影响泌乳系统，造成乳汁滞流，而乳房分泌的乳汁又直接影响着宝宝的健康。因此，给乳房作检查，不仅是对新妈妈的保护，对宝宝的健康成长来说也是一道保障。

　　新妈妈应请医生帮助确定采取适宜的有效避孕措施，不要抱有侥幸心理，人工流产手术对正在恢复身体的新妈妈来说十分有害。

坐月子要点

内科检查

　　对于有产后并发症的新妈妈，如患有肝病、心脏病、肾炎等，应该到内科检查。对于怀孕期间有妊娠高血压综合征的产妇，则需要检查血和尿是否异常，检

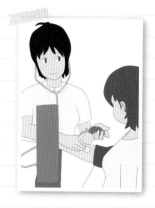

查血压是否仍在继续升高，如有异常，应积极治疗，以防转为慢性高血压。另外，对于产后无奶或奶少的新妈妈，应请医生进行饮示指导，或给她们以食物、药物治疗。

坐月子要点

妇产科检查

　　需要检查盆腔器官，观察子宫是否恢复正常，阴道分泌物的量和颜色是否正常，子宫颈有无糜烂，会阴和阴道的裂伤或缝合口是否愈合等。剖宫产术后者，应注意检查腹部伤口愈合情况，以及子宫与腹部伤口有无黏连。

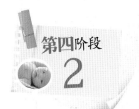

新妈妈如何照顾自己

什么时候可以开始性生活

如果夫妻还希望像以前一样过和谐的性生活，就需要往后推迟一段时间，待新妈妈心理和生理恢复后再进行，这时新爸爸得有点耐心，帮新妈妈摆脱生理和心理障碍。

坐月子要点

产后何时开始性生活

如果在分娩过程中做过剖宫产或侧切手术，一定要根据伤口愈合的情况来决定能否进行性生活，最好请大夫检查之后再决定。如果恶露持续时间较长，那一定要等恶露彻底消失之后才能开始性生活。

剖宫产8周以后，如果身体恢复得很好，就可以开始过性生活。但开始时，不要过分疲劳，切忌避免激烈的动作。

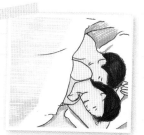

坐月子要点

坐月子期间是否一定要避孕

卵巢是分泌女性激素的，被抑制后分泌雌激素减少，就不能较好地促进卵泡发育，也就抑制了排卵，这就是哺乳期间不容易怀孕的原理所在。但是也会意外发生。由于新妈妈吃得都比较好，营养丰富，而且有的新妈妈是一半母乳喂养一半人工喂养，所以卵巢功能恢复得可能比较早、比较好，在这样的条件下，完全有可能在产后一至两个月就排卵。即使是全哺乳新妈妈，没停奶就来月经的也不少见。

没有哺乳的新妈妈，产后42天后就可能会恢复月经，而且大部分都是有排卵的月经。此时过性生活不避孕，怀孕的概率就会大大增加。

坐月子要点

产后采取哪种避孕方式最好

随着医学技术的发展，产后在选择何种避孕措施上已拥有很大的自由度。不愿意上环的，可以吃避孕药、打避孕针、采用皮下埋植或者用避孕套。但从专家角度来看，上环仍是最佳的避孕方式。上环的避孕率高，最利于新妈妈身体恢复，并且不影响哺乳，而吃避孕药、打避孕针以及皮下埋植都属于激素用药，会通过乳汁进入宝宝体内，对宝宝的成长发育不利。

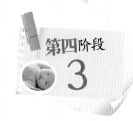

新妈妈如何照顾自己

协调好哺乳与工作的关系

富有前瞻性的思考与计划，是顺利地回到工作岗位上的关键。一旦有了良好的计划，就不会使哺乳与工作之间产生矛盾，但是只有自己才能决定哪一种方式最适合。

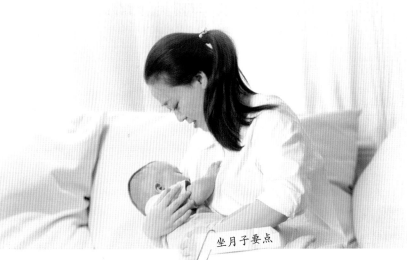

坐月子要点

协调好哺乳与工作的方法

1. 不论是要做全天候或兼职性的工作，都可以选择持续哺乳，将挤压出来的乳汁放在奶瓶中，留给照料孩子的人喂孩子。可以在回到工作岗位以前，把挤压出来的母乳储存于冰箱中。一旦在最初的几天已经建立好供给母乳喂饱宝宝的时间，以后就可以按照喂食的时间来进行。

2. 如在洗澡或淋浴以后，匆匆忙忙地就想要哺乳，或是在用过餐以后，就立即想要哺乳，对于上班的女性来说并不是很容易。所以要在合适的时间，挤出母乳以后，要很快地予以冷藏，同时确保不要把新收集的母乳加入先前的母乳中。

坐月子要点

产后何时可以正常工作

产后注意休息是完全必要的，但这种休息并不意味着不进行任何的活动。产后何时可以开始工作，要取决于身体的恢复情况。

一般在产后6周左右，盆底组织基本恢复正常，产妇可到医院做一下产后检查，包括全身检查及生殖器复旧、伤口愈合情况、盆底组织检查等，正常者方可正式恢复工作和劳动。

如果6周还没有恢复好的话，8周后全身各器官及各系统在妊娠期间的变化也都基本恢复正常，所以一般产假规定56天，说明产后8周基本可以恢复正常工作。

但是，难产或剖宫产手术的产妇，因恢复较慢，故恢复工作的时间应适当延长。

月子前的准备　第一阶段　第二阶段　第三阶段　第四阶段　远离疾病　产后美容　塑身美体

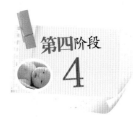

第四阶段 4

新妈妈如何照顾自己

产后**为什么会发胖**

由于女性怀孕期间体内激素的增加，和产后身体情况所产生的落差，而导致激素分泌的紊乱，新陈代谢减慢，而导致体重增加，很容易导致产后身体发胖。

坐月子要点

肥胖的**原因**

怀孕期间，摄入过量的高蛋白、高营养食物，产后又大补特补。加上新妈妈少动，产后卧床时间过多，摄入多，消耗少，使得过多的热量、蛋白质转化成脂肪积聚在皮下。脂肪越积越厚，人也就胖起来了。

坐月子要点

肥胖标准**和计算法**

有些新妈妈产后身体比孕前稍胖便大惊小怪，以为自己已经进入肥胖者的行列，其实，她们有的体重并没超重。判断一个人是否发胖，最简单的体重计算法是身高（厘米）减去105，所得出的数字（千克），便是"标准体重数"。

坐月子要点

如何避免**肥胖**

为避免新妈妈发胖，保持健美的身材，不管是否具有使人发胖的基因，只要注意保持青春向上的心理，注意科学、合理的饮食调配，并亲自哺乳孩子；尤其要注意产后早活动，加强积极的体育锻炼就能达到瘦身减肥的目的。

🍂 **减肚子运动**

新妈妈仰卧床上，将手放在肩上，做深呼吸气，使腹部膨胀，然后轻轻呼气，同时用力收缩腹部肉，使腹部下陷。

🌳 **下肢腰背肌锻炼**

新妈妈平卧床上，两臂放于身体两侧，与身体稍微离开，然后轻轻抬起双膝、臀部及后背，使身体呈弓形。

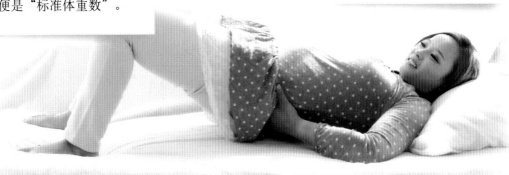

121

新妈妈如何照顾自己

产后 "第一次" 需小心翼翼

新妈妈在分娩过程中，生殖器官大多都有或轻或重的损伤，加之产后要排恶露，在这期间应该绝对禁止性交。在新妈妈身心做好充足的准备后进行性生活，才有利于身体尽快康复，才能使性生活"如鱼得水"。

坐月子要点

身体检查

在产后6周即42天后，爸爸要陪伴新妈妈去产科进行全面检查，特别是对生殖系统进行较为细致的检查。如果生殖器官复原得很好，恶露全部干净，会阴部、阴道及宫颈的伤口已经完全愈合，才可考虑最佳"亲密"时机。

坐月子要点

心理准备

许多新妈妈在分娩后都会感到自己没有魅力——体态臃肿，阴道干涩，护理宝宝的疲累，而难以产生性交的欲望。这时爸爸要多加安慰、鼓舞，使新妈妈恢复自信，解除心理障碍。当新妈妈对性生活缺少兴趣、反感或有很多疑虑时，丈夫不应加以强迫，直到她们心里感到舒服再开始。

坐月子要点

温柔前戏

产后第一次"亲密接触"时，行事前丈夫最好先多一些浪漫温柔的"事前戏"，如耳语、亲吻及爱抚等，刺激雌激素分泌，感到阴道干涩时，也可使用润滑剂或润滑膏。

坐月子要点

动作轻柔

在过性生活时，爸爸一定要动作轻柔，不要急躁，需等润滑液分泌多一些才行。以免动作激烈引起会阴组织损伤、出血，特别是新妈妈患有贫血、营养不良或阴道会阴部发生炎症时。

坐月子要点

安全避孕

第一次性生活要注意使用工具避孕，不但可以保护新妈妈脆弱的阴道不受感染，也不会影响宝宝哺乳。

坐月子要点

关注异常

第一次性生活后，如果发现新妈妈阴道出血，应立即去咨询医生，不要因为难为情而草草止血了事，延误治疗。

第四阶段 6

新妈妈如何照顾自己

避孕要与性爱同行

产后月经的恢复每人都不同，有早也有晚，难以预测。虽然母乳喂养的新妈妈月经的复潮较晚，但并非可高枕无忧地享受性爱而不用避孕，而且即使母乳喂养期间，亦有人能怀孕。

坐月子要点

工具避孕

产后由于新妈妈生殖器的损伤还没有完全恢复，为了防止新妈妈的产褥期感染，最好用工具避孕，即男用和女用避孕套。用避孕套避孕在产后性生活中被列为首选，但长期使用亦可加工具避孕。使用这类工具，有防止性传播疾病传染的作用。

坐月子要点

外用避孕药

外用避孕药是通过溶化后产生杀死精子或是形成油膜、泡沫，使精子失去活动能力，而起到避孕的作用。它的优点是使用方便，不影响内分泌和月经，如使用正确，效果也很好。它的缺点是避孕效果维持时间短，一般是一到数个小时，另外，要求在性交前将药物放入阴道的深处，待三五分钟药物溶化后才能性交，如果掌握不当则影响避孕效果。

坐月子要点

产后放置宫内节育器

宫内节育器一般是采用防腐塑料或金属制成，有的加上一种药物如可释放出雌激素或消炎痛等。子宫环有圆形、宫腔形、"T"字形等多种形态，医生可根据每个人子宫的情况选择适当的子宫环。

宫内节育器的主要不良反应为经期延长、周期缩短、不规则出血及月经血量过多且伴有贫血症状（面色苍白、乏力、心慌）如出现此种情况应及时去医院。其他不良反应还有腰、腹痛和白带增多，一般并不严重，而且随放节育器时间延长而减轻。

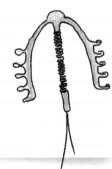

坐月子要点

产后绝育

对不适合再次妊娠的妈妈，如患有妊娠合并心脏病，慢性肾炎，高血压，糖尿病，结核等疾病，最好在产后2～3天做绝育术。此时子宫底较高，手术比较容易进行。

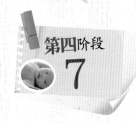

新妈妈如何照顾自己

放松 **你的身体**

产后的生活给新妈妈的精神带来了不少的压力。下面几种放松法可以帮助你减轻精神压力，使自己身心放松。任何安静的活动，像读书或将时间花在爱好上，都会在一定程度上帮人们放松自己。但要想进入对减轻压力更有帮助的深层次放松状态可以试试下面的一些方法。

坐月子要点

打盹

学会在一切场合，如家中、办公室、汽车里打盹，只需10分钟就会使你精神振奋。专家研究证实，白天有打盹习惯的人，晚上更容易入睡，睡眠质量也高，很少做噩梦。这说明打盹是解除疲劳、恢复体力、提高精力的一种特殊休息方式。"闭目养神也是药"这句话说明打盹对身体有一定的调节作用，闭目养神时要注意做到放松、入静、顺其自然，这样能使全身经络疏通、气血流畅。

坐月子要点

听音乐

科学家发现，听音乐可以减少压力，减缓心跳，并能降低血压。为了获得最大的益处，最好选择轻音乐，慢节奏的音乐要比快节奏的音乐更轻柔；弦乐器比管乐器更轻柔；演奏比演唱更好一些。要想获得音乐最大的帮助，首先选择适合你情绪的音乐。

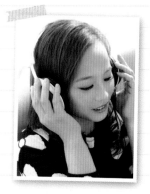

逐渐改变音乐来反映你想要的情绪，许多现代唱片都有轻柔、舒缓的调子。也可以选一些背景音乐，如夏季风雨声的声音。

坐月子要点

按摩

如果人们情绪过激，可以考虑按摩治疗这种减轻压力的好方法。按摩会通过下面的方式对有害的心理压力作出巨大的改变：

1	降低心跳和血压
2	促进循环
3	提高皮肤的温度
4	加强健康的感觉
5	减轻焦虑情绪

当头感到紧胀不舒服的时候，你可以试着顺着你的头发往下轻抚，就像抚摸家里宠物一般，轻轻柔柔地由上往下，以手的力量按摩。在按摩时，紧张的肌肉会放松，而且由于紧张感而带来的疼痛也会消失。当血液循环加快时，肌肉便会得到更多的氧气和营养。

月子前的准备
第一阶段
第二阶段
第三阶段
第四阶段
远离疾病
产后美容
塑身美体

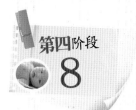

新妈妈如何照顾自己

重返职场**你准备好了吗**

新妈妈重返职场，需要用智慧重新定位自己。要承认自己的变化，无论是在职场还是家庭生活中，自己不可能和以前一样得心应手。

坐月子要点

新妈妈**职场智慧经**

的确，对很多妈妈来说，重返职场，自己的身份发生了变化，需要重新调整和适应。那么怎么摆脱一些"不良状态"，迅速变得游刃有余呢？

▶ 养成自信的习惯

虽然你休息了不短的时间，可能会比同事做事慢一些，甚至一切要从头开始，也可能被安排到自己从不熟悉的部门，你一定不要失落、自卑，要知道这一次的开始比你刚进入社会时要从容得多，你不仅有工作经验，你还获得了不是每个女人都有的生活阅历，那是你丰厚的心灵积累。

▶ 宽容对待岗位变化

这是新妈妈们重回职场时首先要学会的功课。除了客观因素，社会普遍认为刚生完宝宝的女性全部心思都在宝宝上，一般也不敢委以重任，这当然会让新妈妈感到失落。但不妨换一种角度来思考问题，视人事变动为正常现象，放下架子，把自己当做新人，相信只要是金子总会发光的。这样更有利于学习，尽快适应新环境。

新妈妈工作法规

根据《国务院关于女职工劳动保护规定》以及我国劳动法的有关规定，法律对女职工有特殊的保护，例如女职工在怀孕、产期、哺乳期不得降低基本工资和解除劳动合同。

不得安排女职工从事诸如矿山、井下作业等国家规定的第四级强体力劳动和女工禁忌的工种。

女职工在哺乳期内，所在单位不得安排其从事国家规定的第三级体力劳动强度的劳动和哺乳期禁忌从事的劳动，不得延长其劳动时间，一般不得安排其从事夜班劳动。

女职工有未满周岁的婴儿，用工单位应保障女工每天有两次哺乳时间，每次不得少于30分钟。哺乳时间（包括为哺乳而需要的往返路程时间）应算作工作时间。女工在劳动时间内的产前检查应算作劳动时间。

女工产假为90天，其中产前休假25天。难产增加产假15天。多胞胎者，每多生1个婴儿增加15天产假。

月子前的准备

第一阶段

第二阶段

第三阶段

第四阶段

远离疾病

产后美容

塑身美体

❀ 避免婆婆妈妈

最好不在工作场合大谈特谈自己宝宝的趣事，以免影响自己的职业形象。可在工作休息时给同事们做个小介绍就可以了。这样不会给人留下婆婆妈妈的印象。

❀ 建立稳固的"后防"

如果父母或公婆愿意帮忙照看宝宝，那是最好不过了；如果不能，最好选择生育过的、有带宝宝经验的保姆，同时不妨与丈夫商量，让他帮你分担家务。经常与他们沟通，宝宝来了，不是妈妈一个人的事，而是夫妻双方乃至全家的事。妈妈没有必要把困难的压力都留给自己，亲人也许帮不上实际的忙，但他们可以安慰你，应该让别人了解自己，并对自己放心。

❀ 做实际的事情

女性往往把过多的精力放在与自己的思想斗争上，只能于事无补。比如出去上班，孩子确实没人照顾，不得不做全职妈妈，家庭的经济收入就有可能降低，这时候，别总是愁眉苦脸，而应该适当调整消费。想的少一些，做的多一些，生活就会轻松许多。

❀ 保证效率

一旦正式上班，生活应予结构化，善用行事历、记事本提醒自己，以确保每天该做的都能完成，不会有遗漏发生。不要在办公桌上或工作电脑里存放太多容易分散精力的东西；规定自己1个小时内可起来活动一下，其余时间眼睛只盯着工作。上班时专心工作，因为你想宝宝也没有用，只会使工作更加糟糕。下班时全心做好妈妈，可以尽情享受生活了。另外，如果因为宝宝生病要去医院，一定要向公司请假，遵守公司的规定。

❀ 保持工作激情

休产假期间，新妈妈很难随时更新专业知识，工作思维和方式停留在以前，加上对外界的关注相对减少，与社会的差距就越大。此时，及时充电就显得非常重要，只有以积极的心态面对工作才能改变现状。

❀ 协调办公室人际关系

年轻妈妈在职场上一样会碰到各式人际关系。比如青春亮丽的女生，比你大不了多少的老练的上司，你该如何在他们的周围取得一个游刃有余的工作氛围呢。你也许会因为宝宝而提前回家，那你一定要提前把工作做好，甚至你可以提前到办公室做好一天的准备。不要在办公室大谈做妈妈的艰辛，人们不会因为你是妈妈而忽略同你竞争。

不要因为宝宝的问题常常向上司请假，那样你很容易陷入被动状态。你应该培养幽默、轻松的性格，让同事觉得你是他们中很正常，令人愉快的一分子。当然，如果遇到非正式场合你也可以应同事的要求，谈谈育儿经验，展示你的亲和力。

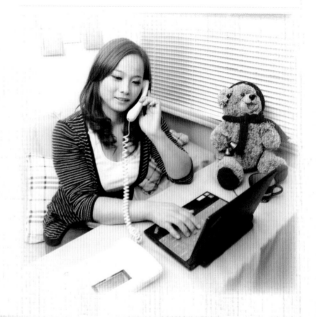

第四阶段 9

不要给宝宝剃满月头

根据专家的说法，满月剃胎发毫无科学依据。但若宝宝出生时头发浓密，并赶上炎热的夏季，为了预防湿疹，可以将宝宝的头发剃短，但不赞成剃光头，否则会使已经长了湿疹的头皮更易感染。

坐月子要点

"满月头" 不可盲目剃

不少父母听从习俗在宝宝满月的时候给他们剃一个大光头，就是所谓的"满月头"，以此希望能够让宝宝的头发长得既黑又亮还浓密。但这是一个误区，其实这种说法并不科学。每个人头发的多少以及是否黑亮都与基因遗传和后天营养补充有关。孕期妈妈摄入足够营养，宝宝出生后体重增长达标，拥有一头黑亮的头发的概率就会高一些。因此，与其用一些剃头的外在形式希望宝宝头发好，不如将更多关注用到宝宝的营养摄入方面更为实际。

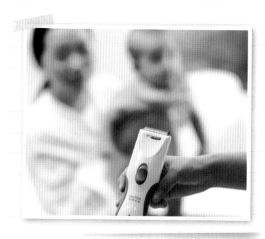

坐月子要点

何时适宜为宝宝理发

如果宝宝在炎热的夏季出生，那么满月后就可以给宝宝理发，因为这样可以防止宝宝湿疹。如果是寒冷天气出生的宝宝的话，那么可以在宝宝长到三个月大的时候进行第一次理发。第一次理发的时候，注意是"剪"而非"剃"。因为用剪刀剪去宝宝过长的头发之后，宝宝外表上既精神，也不会对宝宝的头皮造成伤害。反之如果是剃头的话，在剃头过程中，刀片会对宝宝娇嫩的头皮造成不同程度的损害，而肉眼根本看不出来。

坐月子小提示

◎睡出好头型…

2个月内最为重要

随着宝宝的逐渐长大，头骨的硬度也会越来越大，骨缝密合，头型就不会再有变化，这时宝宝大约2个月大。

3个月内调整为时未晚

若是2个月后发现宝宝的头形不对劲了，赶在3个月内进行调整还是来得及的，父母无须太着急。3个月以上的宝宝头形基本固定了，睡姿也就可以随意一些了。

1岁囟门闭合终身定

等到宝宝的囟门闭合以后，头型基本就固定了，以后再难有什么变化了。

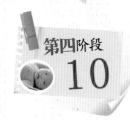

第四阶段
10

新妈妈如何照顾宝宝

抱或背

宝宝很柔弱，全身软绵绵的，因此，在抱宝宝时，尤其是第一次做爸爸妈妈的，都觉得无从下手。下面教你几种抱宝宝的方法：

坐月子要点

将宝宝面向下抱着

让宝宝的脸颊一侧靠在你的前臂，双手托住他的躯体，让他趴在你的双臂上，这个姿势可以让你很顺手的来回摇摆宝宝，往往会使宝宝非常高兴，并喜欢这样的抱姿。

时常观察宝宝

抱宝宝时，要经常留意他的手、脚以及背部姿势是否自然、舒适，避免宝宝的手、脚被折到、压到、背部脊椎向后弯曲等，这些会给宝宝造成伤害。

端正抱宝宝的态度

妈妈在抱宝宝时，最好能建立起"经常抱，抱不长"的态度。也就是说，经常抱抱宝宝，每次抱3～5分钟即可，让宝宝感受到父母对他的关爱，使他有安全感。千万不要一抱就抱很久，甚至睡着了还抱在身上，这样会养成宝宝不抱就哭的不良习惯。

坐月子要点

横抱在你的臂弯里

宝宝仰卧时，父母可用左手轻轻插到宝宝的腰部和臀部，然后，用右手轻轻放到宝宝的头颈下方，慢慢地抱起他，然后将宝宝头部的右手慢慢移向左臂弯，将宝宝的头小心转放到左手的臂弯中，这样将宝宝横抱在妈妈的臂弯里了，这种姿势，会让宝宝感到很舒服。

坐月子要点

让宝宝面向前

让宝宝背靠着妈妈的胸部，用一只手托住他的臀部，另一只手围住他的胸部。这样，让宝宝面向前抱着，使他能很好地看看面前的世界。

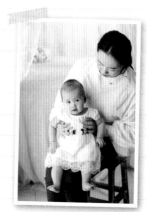

坐月子小提示

◎ 放下宝宝…

妈妈用整只手臂托住宝宝的背部、颈部、头部，将宝宝的身体落放床上后，妈妈才能先将下面的手从宝宝的身体底下抽出来。最后再将托着宝宝头部的手抽出来。

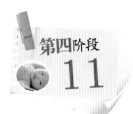

第四阶段 11

新妈妈如何照顾宝宝

新生儿**外出的注意事项**

如果天气好，尽可能让宝宝在太阳下多晒晒，身体中的维生素D得靠太阳晒才能产生。另外新鲜空气对宝宝的成长也是十分有利的。

坐月子要点

安排好**行程**

宝宝在出生1个月内尽量避免外出，如果外出必须安排好行程，还要与医生联系，让医生了解整个行程计划，并请医生提出建议。

坐月子要点

准备好**携带的东西**

新妈妈带宝宝外出，应准备好必备的宝宝用品，当然越全面越好，不要怕琐碎，以免用时没有东西可用。外出对宝宝大小便的处理尤其要事先考虑，多准备些干、湿纸巾，垃圾袋、纸尿布、替换衣裤等，这对于带新生儿外出来说很有用。

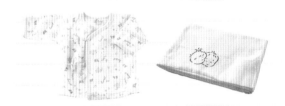

坐月子要点

选择好**外出的衣物**

🌲 夏季外出如何备衣

夏天宝宝外出活动的服装要轻薄、吸汗、透气性好。夏天宝宝活动多爱出汗，所以适合选择棉、麻、纱布等质地的服装，它们吸汗、透气性好，而且轻薄舒适便于宝宝活动。另外，以穿着长款为宜，长款服装可以最多的遮挡宝宝的皮肤，有效防止皮肤被晒伤。

🌲 冬季外出如何备衣

年轻的父母常常为冬天带宝宝出门穿什么而烦恼，穿多少，穿什么都是新课题。下面介绍些有经验的妈妈常用的招数，可以用来借鉴一下。

御寒不可不备连体衣。外出最重要的就是将宝宝的手和脚用连体衣包起来，如果特别冷的时候要选用羊绒材质的连体衣。

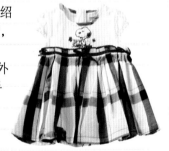

冬天带着宝宝出门时可以带一条父母用的围巾，宝宝小的时候可以用来包宝宝，用婴儿车的时候可以盖在宝宝身上，不用的时候围在自己脖子上就可以了。

第四阶段
12

新妈妈如何照顾宝宝

上班族妈妈 怎样给宝宝哺乳

现在的妈妈由于生活节奏快、工作忙碌等原因，一些上班族妈妈很难保证为宝宝按时哺乳，有时不得不采用母乳代用品。眼看产假到期，如何做到工作、哺乳两不误？

坐月子要点

准备好背奶工具

→1. 吸奶器：电动和手动吸奶器都是上班族妈妈的好帮手，可选择方便携带的迷你款型。

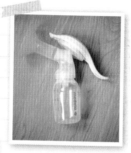

←2. 储奶容器：选择奶瓶等储奶的容器时要注重密封性。将挤出的母乳放入储奶容器后，要标注日期，以方便管理。

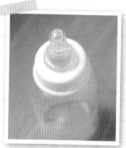

→3. 哺乳衣：哺乳衣是上班族妈妈背奶的必备物品。要选择开口隐蔽且使用方便的哺乳衣。

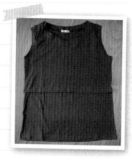

坐月子要点

让宝宝适应奶瓶

妈妈上班前应该提前1～2周的时间让宝宝适应奶瓶，以免宝宝一时无法接受奶瓶喂养。如果宝宝拒绝奶瓶，不要勉强，可在宝宝饥饿时再进行奶瓶喂养。

坐月子要点

合理安排好挤奶时间

单位的远近、工作的紧张度以及妈妈自身奶水的多少都会对挤奶时间有所影响。妈妈一定要合理安排挤奶的时间，一般情况下每天可挤奶3次。挤奶太频繁容易影响奶水的质量。

参考挤奶作息表	
9:00	开始上班
12:00	午休，利用这个空当时间，选择一个合适的挤奶地点挤奶
15:00	选择一个适当时机挤奶
17:00	能不加班时，尽量选择不加班，最好能回家亲自喂宝宝

月子前的准备

第一阶段

第二阶段

第三阶段

第四阶段

远离疾病

产后美容

塑身美体

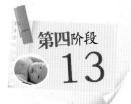

第四阶段
13

新妈妈如何照顾宝宝

便秘的**预防与护理**

排便的次数少，有的宝宝3～4天才排一次大便，并且粪便坚硬，排便困难，排便时疼痛或不适，引起宝宝哭闹，怎么办呢？

坐月子要点

形成便秘**的原因**

🌿 饮食不当导致的便秘

用配方奶喂养的宝宝容易出现便秘，这是由于牛乳中的酪蛋白含量多，可使大便干燥。另外，宝宝由于食物摄入的不正确，造成食物中含纤维素少，引起消化后残渣少，粪便减少，不能对肠道形成足够的排便刺激，也可形成便秘。

🌿 排便不规律导致的便秘

宝宝如果不是规律地排便，就不会养成排便反射，这也是形成便秘的一大原因。所以父母应该留意宝宝的排便需求，尽量尽早帮宝宝形成排便反射。

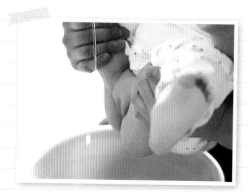

坐月子要点

便秘了**怎么办**

🌿 喝配方奶粉的宝宝应该多喂水

一方面配方奶粉的蛋白质含量较高，遇胃酸后会结成较大的凝块；另一方面，配方奶粉中的钙、磷比例也不利于钙的吸收。所以，粪便中未消化的凝块与钙元素结合在一起，就会造成粪便干燥、发硬，既而发生便秘。

🌿 适当运动

适当加强腹肌的活动，有助于改善便秘的症状，如简单的蹲、身体往前后弯曲或转腰的动作，都可以加速肠蠕动。让宝宝爬一爬，滚一滚也是很好的助肠活动，这些活动简单、易掌握，可以让宝宝多做一些。

🌿 少量多餐

宝宝的胃部容量很小，吃粗糙、大块或过量的食物，很容易阻塞肠胃，出现便秘的症状。所以，宝宝在吃饭时应该遵循少量多餐的原则，妈妈可以给宝宝准备一个小碗，每次盛饭的分量约为父母饭量的1/3或1/4，这样宝宝既不会吃得过多，也不会经常有饥饿的感觉。

第四阶段 14

新妈妈如何照顾宝宝

宝宝晒伤需注意

小宝宝的皮肤十分娇嫩，在户外一定要为他做好防晒，以免皮肤受到紫外线的侵害。不仅要注意让宝宝带上有宽帽檐的帽子，还要在皮肤的暴露部位涂抹上防晒霜，防止晒伤。

月子前的准备 · 第一阶段 · 第二阶段 · 第三阶段 · 第四阶段 · 远离疾病 · 产后美容 · 塑身美体

坐月子要点

如何预防宝宝晒伤

不要让宝宝在强光下直晒，在树荫下或阴凉处活动，同样可使身体吸收到紫外线，而且还不会损害皮肤。每次接受阳光照射一小时左右为宜。

外出时要给宝宝戴宽沿、浅色遮阳帽及遮阳眼镜，撑上遮阳伞，穿上透气性良好的长袖薄衫和长裤。

选择婴幼儿专用防晒品，在外出前30分钟把防晒品涂抹在暴晒的皮肤部位，每隔两小时左右补擦一次。

防晒用品要在干爽的皮肤上使用，如果在湿润或出汗的皮肤上使用，防晒用品很快便会脱落或失效。

尽量避免在上午10时至下午3时外出，因为这段时间的紫外线最强，对皮肤的伤害也最大。

坐月子要点

晒伤的居家护理

1.将医用棉蘸冷水在宝宝晒伤脱皮部位敷10分钟，这样做能安抚皮肤，迅速补充表皮流失的水分。

2.用冷水冰一下晒伤处，以减轻灼热感，或是将晒伤处浸泡于清水中，起到让皮肤镇静、舒缓的作用。

3.让宝宝处于通风的房间里，或洗一个温水澡，这些方法都能让宝宝感觉舒服。洗澡时，不要使用碱性肥皂，以免刺激伤处。

4.如果宝宝出现明显发热、恶心、头晕等全身症状应及时就诊，在医生的指导下，口服抗组织胺药物或镇静剂，重症者则需给予补液和其他处理。

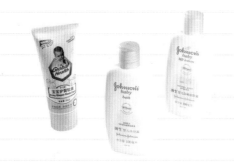

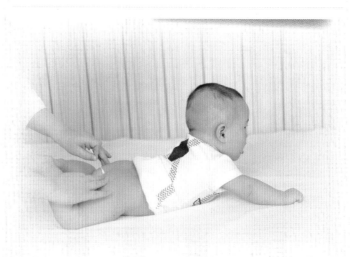

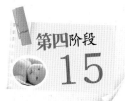

第四阶段 15

新妈妈如何照顾宝宝

疫苗接种按部就班

新生儿出生后按照免疫接种程序免费接种必须接种的疫苗。而计划免疫管理类疫苗和扩大免疫服务类疫苗则属自费疫苗。

	接种对象	接种部位	接种途径	作用	接种禁忌症	可能发生的反应
卡介苗	出生时	上臂三角肌中部略下处	皮内注射	预防儿童结核病	1.患结核病、急性传染病、肾炎、心脏病者 2.患湿疹或其他皮肤病者 3.患免疫缺陷症者	接种后2周左右，局部可出现红肿浸润，若随后化脓，形成小溃疡，可用1%龙胆紫涂抹，以防感染。一般8～12周后结痂，如遇局部淋巴结肿大软化形成脓疱，应及时诊治
乙型肝炎疫苗	出生后24小时内 1月龄 6月龄	上臂三角肌	肌肉注射	预防乙型肝炎	1.发热、患急性或慢性严重疾病者 2.对酵母成分过敏者	个别人可有注射局部疼痛、红肿或中、低度发热。一般不需特殊处理，可自行缓解，必要时可对症治疗
脊髓灰质炎减毒活疫苗	2月龄 3月龄 4月龄 4周岁		口服	预防脊髓灰质炎	1.发热、患急性传染病者 2.患免疫缺陷症、接受免疫抑制剂治疗者	口服后一般无不良反应，个别人有发热、恶心、呕吐、腹泻和皮疹。一般不需特殊处理，必要时可对症治疗

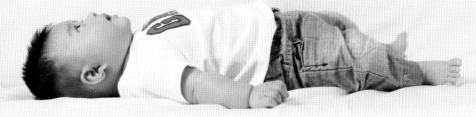

第四阶段
16

新妈妈如何照顾宝宝

蚊虫叮咬的**预防与护理**

湿热的夏天，使得各种昆虫愈加地活跃。蚊子、跳蚤、螨虫以及其他小虫叮咬人的概率大大增加。宝宝比起成人来讲更容易被叮咬，叮咬后的红肿反应也较为强烈。因此，夏天一定要格外注意家居环境的清洁。

坐月子要点

预防被**蚊虫叮咬**

1.注意室内清洁卫生，开窗通风时不要忘记用纱窗做屏障，防止各种蚊虫飞入室内。

2.宝宝睡觉时，可选择透气性较好的蚊帐，或使用婴幼儿专用电蚊香、驱蚊贴等防蚊用品。

3.外出时尽量让宝宝穿长袖衣裤；还可以在外出前涂抹适量驱蚊驱虫用品，或佩戴目前热卖的驱蚊手环。

4.用八角、茴香泡水给宝宝洗澡，洗后身上淡淡的香味就如同上了一道无形的防护罩，蚊子会不敢近身。

坐月子小提示

◎其他注意事项…

注意清洁家里卫生，尤其是地毯和凉席里的寄生虫。

如果家里养有宠物，也要做好宠物的清洁工作，防止被宠物身上的寄生虫或者细菌感染到。

白天从事户外活动时，避免在没有防虫措施的树下活动。

坐月子要点

叮咬后的**居家护理**

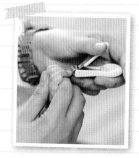

→1.勤给宝宝洗手，剪短指甲，以免宝宝抓破蚊咬处引起皮肤感染。

↓2.如果被蜜蜂蛰了，要先用冷毛巾敷在受伤处；如果被虫子身上的细刺蛰得面积比较大，应先用胶带把细刺粘出来，再涂上金银花露消毒。

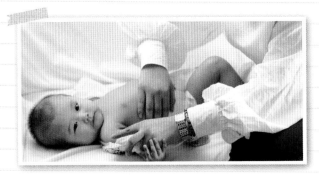

3.用盐水涂抹或冲泡痒处，这样能使肿块软化；还可切一小片芦荟叶，洗干净后掰开，在红肿处涂擦几下，就能消肿止痒。

4.症状较重或由继发感染的宝宝，必须去医院诊治，一般医生会使用内服抗生素消炎，同时使用处方医用软膏等。

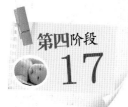

第四阶段
17

新妈妈如何照顾宝宝

给宝宝**剪指甲**5要点

初次给宝宝剪指甲可以在宝宝满月后，应该选择专门为宝宝设计的指甲刀。剪指甲时需要留意不宜剪得过短，以免损伤皮肤引起感染或者影响宝宝的正常活动。

坐月子要点

选择**合适的工具**

对于新妈妈来说，专业的宝宝指甲剪是个不错的选择。和成人的不太一样，宝宝指甲剪通畅是前部呈弧形、钝头的小剪刀，多数婴童店都可以买到。这种指甲剪是专门为宝宝的小指甲设计的，安全而实用，而且修剪后有自然弧度，尤其适合6个月以内的宝宝使用。

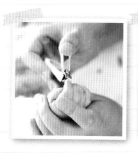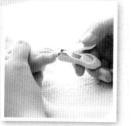

坐月子要点

修剪方法**要正确**

修剪时，需沿着指甲自然弯曲的方向轻轻地转动剪刀，切不可使剪刀紧贴到指肚，以防剪到指甲下的嫩肉。

抓稳小手以免误伤

给宝宝剪指甲时，一定要抓稳宝宝的小手。如果宝宝睡熟了，妈妈可支靠在床边，紧握住宝宝靠近妈妈这边的小手进行修剪，如果是洗澡后，妈妈可让宝宝坐在自己膝盖上，使其背部紧靠自己的身体，然后牢牢握住一只小手，以免宝宝扭动时，误伤到小手。

清洗指甲以防感染

修剪完后，若发现指甲下方有污垢，要用干净的温水清洗，切不可用指甲剪或其他锐利的东西清理，以防引起感染。

坐月子要点

选择合适的**修剪时间**

帮宝宝剪指甲，最怕宝宝不配合，所以，建议在宝宝睡着时进行修剪。不过宝宝刚入睡时，睡眠比较浅，容易惊醒。所以，妈妈要避开宝宝入睡后的前10分钟，待宝宝熟睡后，就可以"尽情发挥了"。

给宝宝洗完澡后再修剪指甲也是不错的选择，因为这时候宝宝的指甲比较柔软，修剪起来更方便、更容易。

第四阶段
18

新妈妈如何照顾宝宝

宝宝安全座椅选购指南

市售的车辆上面的安全带是按照成年人的尺寸设计的，可最大程度的保护成年人的安全。而当儿童乘坐车辆时，安全带并不能将其牢固地固定在座位上，只所以，安全带也不能起到保护作用，这时给宝宝选择最适合的安全座椅就显得尤为重要。

	3千克 新生儿	10千克 1岁	15千克 3岁	18千克 4岁	25千克 8岁	30千克 9岁	36千克 11岁
后向宝宝座椅 适用10千克 内，1岁以下 宝宝			此阶段的宝宝，颈部还没有完全发育好，还不足以支撑相对较重的头部重量，后向安装座椅比正向安装更能为宝宝的头部和颈部以及脊椎部位提供全方位的保护				
转换式安全 座椅适用 9～18千克， 1～4岁宝宝					是一种能够根据宝宝的年龄而调整位置的安全座椅。在宝宝体重还未达到10千克时，可以反向安装；之后则可根据需要将座椅调整到正向		
正向儿童座椅 适用15～25千 克，4～8岁宝 宝		此阶段的宝宝身高增长速度快，座椅上的安全带需根据宝宝的成长速度进行调节					
增高型座椅 适用22～36千 克，8～11岁 宝宝		增高型座椅一般不配备安全带系统，必须依靠汽车上的安全带保护宝宝					

第四阶段
19

新妈妈如何照顾宝宝

要不要给宝宝吃鱼肝油

宝宝每天吃1粒鱼肝油不会过量，最好应该一直让宝宝吃到3岁。只要每天不过量，就不会中毒。

坐月子要点

鱼肝油是什么

鱼肝油是一种维生素类药物，主要成分是脂溶性维生素A和维生素D，鱼肝油中含有维生素A和维生素D，维生素A缺乏可能影响宝宝皮肤和视力的发育，缺乏维生素D则有可能导致佝偻病的发生，因为维生素D可促进食物中钙质的吸收，对宝宝的骨骼发育有重要作用。

坐月子要点

鱼肝油应该怎样吃

一般认为应从新生儿期开始添加鱼肝油，即出生后3～4周起。开始每天1滴，逐步增加，不多于5滴。宝宝每日需维生素A 1000～1500国际单位，而维生素D需要量为400国际单位。

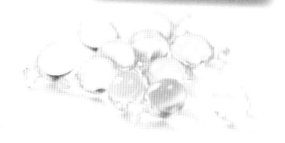

坐月子要点

具体如何补充

0～6个月纯母乳喂养儿：在生后7～14天，开始每天给予维生素D400～800国际单位（南方梅雨季节每天400～600国际单位，北方寒冷的冬季每天400～800国际单位）。

7～12个月母乳喂养儿：每天需要维生素D400国际单位。但是因为这个阶段孩子已经添加辅食，一般婴儿食品厂生产的食品都强化了维生素D等一系列营养素，因此也要计算上所吃辅食中维生素D的含量，不足的部分才是需要补充的。

1～3岁仍然吃母乳的话（世界卫生组织建议母乳喂养可以到2岁以上），维生素D400国际单位。

坐月子小提示

◎喝完奶后补充最好…

鱼肝油中的功效成份是维生素A和D，这两种都是脂溶性的，所以最好喝完奶吃。如果保证奶量的话，维生素A肯定不需要补了。因为维生素A多了会超标，但是维生素D，从食物中摄取含量很少，需要通过晒太阳。

月子前的准备

第一阶段

第二阶段

第三阶段

第四阶段

远离疾病

产后美容

塑身美体

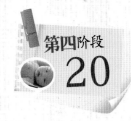

第四阶段
20

减重塑身，强化体能

月子期的**饮食重点**

产后身体是否能够恢复往日的健康与窈窕，就看饮食是否均衡了。第四阶段是新妈妈调整体质的黄金时期，应根据每个人前三阶段的恢复程度，设计进补食谱，对症调补。

坐月子要点

清淡**易于消化**

产后1～2天，由于劳累，新妈妈的消化能力减弱，应该吃些容易消化、富有营养又不油腻的食物，如牛奶、豆浆、藕粉、面片，大米或小米等谷类煮成的粥、挂面或馄饨等。以后随着消化功能的恢复，可进普通饮食，但在产后的3～4天里，不要喝太多的汤，以免乳房淤胀过度。待泌乳后才可以多喝汤，如鸡汤、排骨汤、猪蹄汤、鲫鱼汤、元肉红枣汤、肉骨汤煮黄豆等，这些汤类既可促进乳汁分泌，又含有丰富的蛋白质、矿物质和维生素等营养素。

坐月子要点

摄取**优质蛋白质**

月子里要多吃一些优质的动物蛋白质，如鸡、鱼、瘦肉、动物肝脏等，适量的牛奶、豆类也是新妈妈必不可少的补养佳品。但蛋白质不宜过量，一般每天摄取90克左右蛋白质即可。否则会加重肝肾负担，还易造成肥胖。

坐月子要点

蔬菜、水果**不可少**

不少老人认为，蔬菜、水果水气大，新妈妈不能吃。其实蔬菜、水果如果摄入不足，易导致便秘，医学上称为产褥期便秘症。蔬菜和水果富含人体"三宝"，即维生素、矿物元素和膳食纤维，可促进肠胃道功能的恢复，增进食欲，促进糖分、蛋白质的吸收利用，特别是可以预防便秘，帮助达到营养均衡的目的。从可进食正常餐开始，每日半个水果，数日后逐渐增加至1～2个水果。蔬菜开始每餐50克左右，逐渐增加至每餐200克左右。

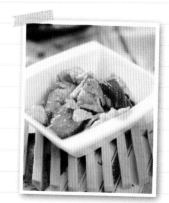

坐月子要点

早餐**一定要吃**

因为不习惯半夜授乳而打乱生活的步调，因此睡眠不足、食欲缺乏，结果常常忽略了早餐。而且授乳期的早餐要比平常更丰富、更重要，切记不可破坏一天三餐的基本饮食模式。

坐月子要点

补充足量的热量

新妈妈所需要的热量较高，每日需3 000千焦左右。刚出生的宝宝所需的热能也需乳汁供给。一般来讲，每合成1升乳汁需要3 765千焦的热能。因此，哺乳的新妈妈应该每日增加33.49千焦的热能，其中最好有4.19千焦来自蛋白质。食物中的蛋白质、脂肪和糖类是人体热能的主要来源，应适量补充。

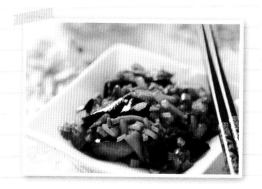

坐月子要点

食物多样化

食物应保持多种多样，粗粮和细粮都要吃，不能只吃精米精面，还要搭配杂粮，如小米、燕麦、玉米粉、糙米、标准粉、红豆、绿豆等。而且要选用品种、形态、颜色、口感多样的食物，变换烹调方法，这样既可保证各种营养的摄取，还可使蛋白质起到互补的作用，提高食物的营养价值，对新妈妈恢复身体很有益处。

坐月子要点

多吃含钙丰富的食物

哺乳的新妈妈对钙的需求量很大，需要特别注意补充，每日除喝牛奶补充钙质以外，还需要多喝排骨汤，保证每日连续补充钙质。

坐月子要点

适当补充维生素

维生素A和维生素D在我们习惯饮食中的含量非常低，难以达到需求。新妈妈多去户外晒太阳可补充维生素D，还应在医生的指导下适量补充维生素A和维生素D制剂。为避免B族维生素缺乏，也要多吃一些瘦肉、粗粮及肝、奶、蛋、蘑菇、紫菜等食物。

坐月子要点

不要盲目忌口

授乳期间的营养必须全面，才能满足新妈妈自身和宝宝的需要。如果新妈妈有挑食或偏食的习惯，一定要"连哄带骗"地使其改正，不要盲目忌口，否则容易导致营养不全面，影响新妈妈和宝宝的健康。

坐月子小提示

◎尽量少吃零食及泡面…

甜食及泡面类食品一旦吃进体内全都将转变成脂肪。而且过多的点心也会破坏整个饮食均衡，另外也得多注意泡面食品中的添加剂。

月子前的准备　第一阶段　第二阶段　第三阶段　第四阶段　远离疾病　产后美容　塑身美体

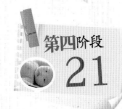

第四阶段 21

减重塑身，强化体能

第四阶段的月子餐：主食

粗粮和细粮都要吃。比如小米、玉米粉、糙米、标准粉，它们所含的B族维生素都要比精米精面高出好几倍。

产后食谱

黑芝麻糯米粥

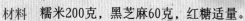

材料　糯米200克，黑芝麻60克，红糖适量。

做法　1.黑芝麻去除杂质，洗净沥干后放入锅内炒熟，压成碎末。

2.糯米洗净，加适量清水，大火烧开后，转小火熬至米烂粥稠，再加入黑芝麻末，待粥微滚加入红糖即可食用。

产后食谱

素花炒饭

材料　胡萝卜50克，甜椒20克，菠萝10克，火腿肉30克，青葱10克，大米饭100克，橄榄油1小匙，盐1小匙，鸡粉1小匙。

做法　1.将胡萝卜、甜椒、菠萝、火腿肉切丁，青葱切成葱花备用。

2.把葱花与胡萝卜丁、米饭和调料小火炒松。

3.将甜椒、菠萝火腿肉炒匀即可食用。

产后食谱

橘羹汤圆

材料　蜜橘6瓣，珍珠丸15个，白糖200克。

做法　1.把蜜橘剥皮，分成瓣，用刀划开橘瓣，刮出橘瓤盛碗内，将糯米粉揉匀，搓成珍珠丸备用。

2.把锅洗干净，放到大火上加清水烧沸，倒入珍珠丸，煮至浮起，再将白糖放入锅内，烧沸后用淀粉勾芡，盛入碗内将橘瓤撒在上面。

3.粉芡不要过浓，否则会影响口感。

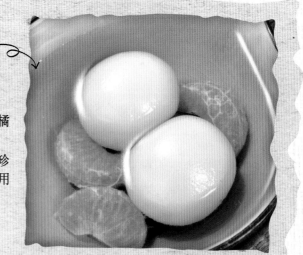

人参山药粥

材料　人参1/2个，粳米100克，山药10克，盐1小匙。

做法　1.将人参切碎，加入水。

2.将粳米淘洗干净后，与人参一同煮，水量根据自己喜爱粥的浓稠自由调节。

3.将山药切碎，与人参粥混合一同煮。

4.等到粥煮成后，加入盐即可食用。

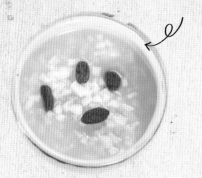

小米面发糕

材料　黄豆面300克，小米面650克，食用碱6克，温水500毫升，小苏打适量。

做法　1.小米面放盆内，加黄豆面、小苏打和碱，再加温水，搅拌均匀，调成稀软面团。

2.笼屉内铺好屉布，将稀软面倒在屉布上抹平，放入冒大气的蒸锅内，用大火沸水足气蒸25分钟，蒸至熟透出屉，切成菱形块即可。

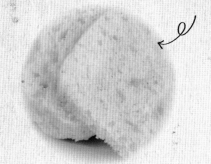

荠菜肉馄饨

材料　馄饨皮50克，荠菜20克，肉末10克，海米末、紫菜各适量，香油3克，酱油5克。

做法　1.将荠菜洗净，烫熟，捞入凉水内过凉，沥干水分切碎。

2.肉末放入碗内，加香油及清水25毫克，拌搅上劲后，加入荠菜调和成馅，将馄饨皮放在左手掌上，挑入馅心，折成馄饨生坯。

3.将海米末、香菜末、紫菜、酱油放入碗内，再将馄饨放入沸水锅内煮熟，捞入碗内，浇入原汤，调匀即可。

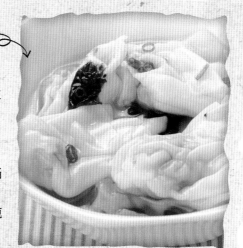

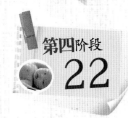

第四阶段
22

减重塑身，强化体能

第四阶段**的月子餐：汤品**

汤品最好清淡，少油腻，注意控制热量，以免进过度，造成脂肪堆积。同时也要兼顾好哺乳的需求，摄取充足的营养，不要急于减量和吃素。

产后食谱

玉米牛肉羹

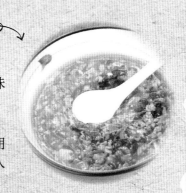

材料 牛肉100克，鲜玉米棒、鸡蛋各2个，香菜、姜各适量，上汤酌量。

做法 1.将鸡蛋打匀，把香菜洗净切碎，牛肉洗净，抹干水剁细，加调味料腌制10分钟，用少许油炒至将熟时，沥去油及血水。

2.玉米洗净，剔下玉米肉，捣碎。

3.把适量水及姜煮滚，放入玉米煮熟，约20分钟，下调味料，用玉米粉水勾芡成稀糊状，放入牛肉搅匀煮开，下鸡蛋拌匀，盛入汤碗内，撒上香菜即可。

产后食谱

鲜蘑豆腐汤

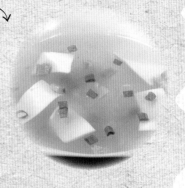

材料 嫩豆腐150克，鲜蘑100克，香油1小匙，葱花15克，盐、鸡精各1/2小匙，植物油2大匙，素高汤1碗。

做法 1.将嫩豆腐洗干净，用沸水烫过后，切成小薄片，鲜蘑洗干净，切成小丁。

2.将锅架在火上，放油烧至六成热，下一半葱花爆出香味后，加入鲜蘑丁煸炒几下，然后倒入素高汤，烧开后下入豆腐片和盐，再烧开，放入鸡精，撒上另一半葱花，淋上麻油，盛入碗内即可食用。

产后食谱

葱白鸡蛋汤

材料　连须葱白30克，生姜、淡豆豉各10克，鸡蛋
　　　1个，料酒、香油、鸡精、盐各适量。

做法　1.将葱白洗净，切成小段，生姜洗净，
　　　切成细丝，鸡蛋磕入碗中，搅打均匀成
　　　蛋液。

　　　2.锅置火上，加适量清水煮沸，放入葱
　　　白、豆豉、盐，淋入蛋液，至蛋熟后点
　　　入鸡精、香油即可。

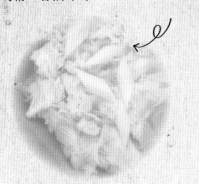

产后食谱

木瓜奶汤

材料　木瓜1/2个，牛奶2大匙。

做法　1.木瓜去掉籽，去掉皮，切成条，用水
　　　果刀将木瓜条横划几刀，抓住条的两
　　　端，翻面切成木瓜块。

　　　2.木瓜加牛奶置蒸锅上蒸10～15分钟，
　　　稍冷即可食用。

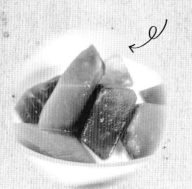

产后食谱

银耳花生汤

材料　银耳20克，花生米100克，蜜枣、红枣各10枚，薏米15
　　　克，盐适量。

做法　1.红枣去核，蜜枣洗净，薏米清水浸过。

　　　2.将银耳泡发开，洗净，花生米用热水浸过，剥去皮。

　　　3.用清水煲滚，放入花生米、蜜枣、红枣同煲，待花生
　　　煲好时，放入银耳、薏米一同煲汤。

　　　4.煲好后下盐调味即可食用。

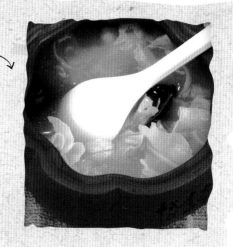

第四阶段
23

减重塑身，强化体能

第四阶段的月子餐：配菜

此阶段仍旧不宜食用生冷食物，注意控制热量。到了第三周恶露已排尽，该是补气血的时候。

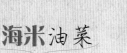

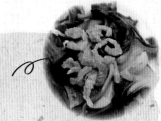

产后食谱

蒜茸油麦菜

材料	油麦菜300克，植物油2大匙，盐、鸡精各1/2小匙，大蒜20克。
做法	1.把油麦菜择洗干净，切成6～7厘米长的段。
	2.把油烧热，放入油麦菜，加入鸡精和盐，炒到油麦菜碧绿关火。
	3.放入蒜末，起锅装盘即可食用。

产后食谱

海米油菜

材料	油菜200克，海米50克，植物油、盐、鸡精、鸡汤、白糖各适量。
做法	1.将油菜洗净后切成长段，以植物油煸炒。
	2.加入海米，再加入适量盐、白糖、鸡精和鸡汤，至熟后加入淀粉汁，使汤汁透明即可。

产后食谱

清炒韭黄

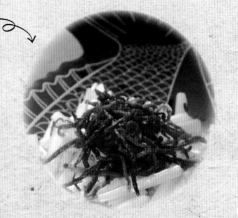

材料	韭黄500克，火腿50克，植物油3大匙，盐1小匙，鸡精1/2小匙。
做法	1.将韭黄剥皮洗干净，把韭黄切成3厘米长的段。
	2.将熟火腿切成4厘米长的细丝。
	3.坐锅点火，加油烧热后，放入韭黄急速煸炒，加入盐、鸡精、火腿丝炒匀即可。

月子前的准备

第一阶段

第二阶段

第三阶段

第四阶段

远离疾病

产后美容

塑身美体

蘑菇炖豆腐

材料 嫩豆腐500克，鲜蘑菇45克，熟竹笋片30克，素汤汁适量，酱油10克，香油35克，盐、鸡精各适量。

做法 1.把鲜蘑菇削去根部黑污，洗净，放入沸水中焯1分钟，捞出，用清水漂凉，切成片。

2.锅将嫩豆腐切成小块，用沸水焯后，捞出待用，在砂锅内放入豆腐、笋片、鲜蘑菇片、盐和素汤汁，用中火烧沸后，转小火炖，加入酱油、鸡精，淋上香油即可。

鲜蘑汆小丸

材料 猪肉200克，鲜蘑菇600克，菜心100克，鸡蛋液40克，葱姜汁、料酒、盐、鸡精、胡椒粉、麻油、淀粉各适量。

做法 1.将猪肉洗净剁成肉泥备用，菜心、蘑菇洗净，将猪肉泥加葱姜汁、盐、料酒、鸡精、鸡蛋液、淀粉用力搅一会儿。

2.把锅放在火上，加水烧沸，挤入肉丸子汆熟，放入菜心、蘑菇片，将水烧沸，加入盐、鸡精、胡椒粉、麻油，起锅即可。

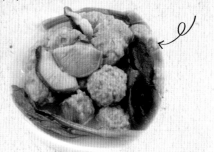

清蒸鲷鱼

材料 鲷鱼1尾，姜丝5克，葱3段，白酒、酱油各1小匙，植物油2小匙。

做法 1.将鲷鱼从腹部剖开，收拾干净后，在背部划开几刀。

2.将鲷鱼洗干净放入盘中，洒上酒，并加入姜丝及酱油。

3.用蒸锅蒸10分钟，取出后撒上葱花即成。

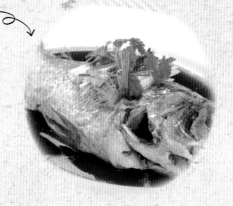

月子前的准备 第一阶段 第二阶段 第三阶段 第四阶段 远离疾病 产后美容 塑身美体

产后食谱

花丁群聚

材料 土豆、胡萝卜、香肠各200克，柿子椒50克，黄瓜100克，葱、姜各5克，盐、香油1/2匙，鸡精1小匙，白糖1/4匙，料酒、淀粉各1大匙。

做法 1.将土豆、胡萝卜、柿子椒、黄瓜、香肠分别切成丁，葱、姜切成丝备用。

2.坐锅点火倒入油，油热后先下土豆、胡萝卜煸炒，放入葱、姜丝炒香，然后放入黄瓜、柿子椒、香肠翻炒。

3.加入盐、鸡精、料酒、白糖调味，用水淀粉勾芡，淋上香油即可。

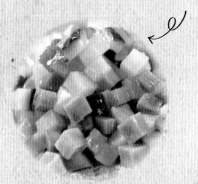

产后食谱

豆腐干炒芹菜

材料 豆干200克，芹菜100克，红甜菜50克，料酒2大匙，盐、鸡精各1/2小匙，香葱2根。

做法 1.将豆干切厚片，芹菜去掉根和叶后切成段，红甜菜切成丝，香葱切碎。

2.将芹菜在沸水中煮2分钟左右捞出，沥干水分。

3.将锅内放油烧至八成热，倒入碎葱炒出香味，再把芹菜倒入煸炒一会儿。

4.放入豆干、甜菜椒丝和盐炒1分钟，放鸡精翻炒几下即可出锅。

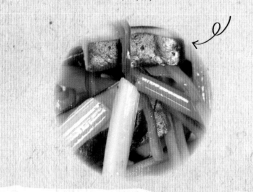

产后食谱

清蒸肘子

材料 猪肘子1只，当归、王不留行各1个。

做法 1.猪肘子、当归、王不留行，三者按100：2：2的比例，用清水小火炖煮至烂熟。

2.午餐吃肉，晚餐喝汤。

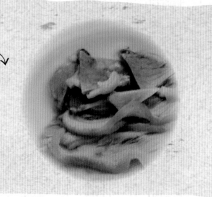

发热

乳腺炎

产后检查

第六章

远离疾病，

健康坐月子

对于女性来说，产后的调养和疾病预防都非常重要。女人在产后，生理上发生很大的变化，因此产后的休息和行动对产后新妈妈的身体恢复速度和程度有着举足轻重的作用。月子病可能会影响新妈妈一生的健康，不可轻视。

产后腹痛

产后抑郁

便秘

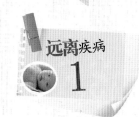

新妈妈疾病预防

产后检查**的必要性**

从医院的产房回到家中，伴随着新生命带给家庭的欢乐，初为人母的你心思全放在孩子上。可是，新妈妈可别忘记了医生的叮嘱，应该再去医院做一次细致的产后检查，以便了解自己身体的恢复情况。

坐月子要点

产后检查**能发现隐患**

不少新妈妈们认为，只要孩子顺利生下来就没事了，其实不然。产后检查也十分重要。产后检查能及时发现新妈妈的多种疾病，还能避免患病新妈妈对新生儿健康造成的影响，尤其对妊娠期间有严重并发症的新妈妈更为重要。

无论新妈妈是在家里，还是在医院，产后检查都必须请专业人员来做。

医生会问新妈妈一些问题，结合新妈妈的实际情况给他们做检查，以确定新妈妈产后的恢复状况。

常问的问题
1 比如是否有感染（如乳房或子宫是否有感染症状）、情绪如何等。有关人员还会把这些情况记录下来，
2 比如分娩时是否使用产钳或吸引器，分娩方式是剖宫产还是自然产，或者是否患有某种疾病

经过42天的产褥期休息和调养，如果新妈妈感到自己身体基本恢复了，那也就可以接近坐月子的结束时间了。

坐月子要点

检查项目**缺一不可**

产后检查的具体项目有很多，除了全身一般情况检查外，还有专业的妇产科检查。

🌺 测量体重

如果发现体重增加过快，就应适当地调整饮食，减少主食和糖类，增加含蛋白质、维生素较多的食物。同时，体重增加过快则应该坚持锻炼。体重较产前偏低的新妈妈则应加强营养。

🌳 内科检查

对于有产后合并症的新妈妈，比如患有肝病、心脏病、肾炎等症状的妈妈们，应该到内科检查。

🌺 验血验尿

对于怀孕期间有高血压综合征的新妈妈，则需要检查血和尿是否异常，应积极治疗，以防转为慢性高血压。

🌺 妇产科检查

在妇产科检查方面，则需要检查盆腔器官，看看子宫是否恢复正常，阴道分泌物的量和颜色是否正常，是否有宫颈糜烂，会阴和阴道的裂伤或缝合口愈合情况等。

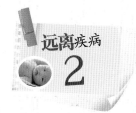

新妈妈疾病预防

便 秘

远离疾病
2

分娩后的身体刚刚恢复，大小便时切勿用劲过大，以免伤到伤口。剖宫产后，由于疼痛致使腹部不敢用力，大小便不能及时排泄，易造成尿潴留和大便秘结，因此术后新妈妈应按平时习惯及时大小便。

坐月子要点

产后便秘**的原因**

1.由于怀孕晚期子宫增大，腹部和盆腔的肌肉被子宫胀松，部分肌肉纤维断裂而收缩无力，致使腹压减弱。再加上体质虚弱，不能依靠腹压协助排便，所以解大便十分困难。

2.产后身体虚弱，排便力量减弱，所以产后经常有便秘现象。

3.在产后几天内一直卧床休息、活动减少，肠蠕动也不活跃，排便会有困难。

4.产后的几天内饮食单调，缺乏膳食纤维，尤其缺少粗纤维素，减少了对肠蠕动的刺激。

坐月子小提示

◎便秘是导致肛裂和痔疮的罪魁祸首…

便秘的持续造成盆腔和肛周血液回流障碍，多数会形成不同程度的肛裂和痔疮。而女性痔疮的高发，相当大的比例是因为产后便秘。

此外，长期便秘会造成内分泌系统的改变，月经周期紊乱，皮肤色素沉着、并产生黄褐斑及痤疮等，还会使乳房组织细胞变异，增加诱发乳腺癌的可能性。

坐月子要点

产后便秘**的防治**

1.注意饮食结构，要多吃含膳食纤维的食物，如蔬菜、水果。

2.加强产后锻炼，不要产后1个月不下床，这样使新陈代谢减慢，也容易引起便秘。要适当活动，坚持做产后保健操，养成定时大便的好习惯。

3.大便已秘结，无法排出体外时，可使用开塞露，待大便软化后就可以排出。

4.如果连续出现便秘可以服用缓泻剂。

家人护理的要点
1 为了避免排便时用力过度，应多喝水、多吃新鲜水果，有条件的话，吃全麦或糙米食品
2 常下床行走可帮助肠胃蠕动，促进排便
3 避免忍便，或延迟排便的时间，以免导致便秘
4 避免咖啡、茶、辣椒、酒等刺激性食物
5 避免油腻的食物
6 如果有便秘情况，可根据医生指导使用口服泻药或软便药
7 排便之后，使用清水由前往后清洗干净

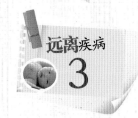

远离疾病
3

新妈妈疾病预防

产后腹痛

产后腹痛的发生，与产后子宫复旧、产妇身体功能状态失常密切相关。膨大的子宫必须通过较长时间才能缩复如旧，容易出现不通与失养的状态，因而会出现腹痛的症状。

坐月子要点

产后腹痛的原因

新妈妈分娩后下腹部疼痛是产科常见病症。又称儿枕痛。

多因产时失血过多或受寒，或产后触犯生冷，寒凝血瘀而致。治疗以调理气血为主。

产后腹痛都是正常的生理现象。一般由于子宫收缩所致。子宫收缩时，引起血管缺血，组织缺氧，神经纤维受压，所以产妇感到腹痛。当子宫收缩停止时，血液流通，血管畅通，组织有血氧供给，神经纤维解除挤压，疼痛消失，这个过程一般在1~2天内完成。

如果疼痛时间超过一周，并为连续性腹痛，或伴有恶露量多、色暗红、多血块、有秽臭气味，多属于盆腔有炎症，应请医生检查治疗。

坐月子小提示

◎区别对待产后腹痛…

胎儿、胎盘娩出后，空虚增大的子宫通过逐渐缩复而恢复至怀孕前大小，子宫缩复时宫内血流暂时阻滞，可出现腹痛，但这种腹痛较轻，可以耐受，不需治疗。临产时注意保暖，防止因受寒而致腹痛。同时要预防出血而致的产后腹痛。

产后腹痛的注意事项

1	如果腹痛较重并伴有高热（39℃以上），恶露秽臭，色暗的，不宜自疗，应速送医院诊治
2	饮食宜清淡，少吃生冷食物。山芋、黄豆、蚕豆、豌豆、零食、牛奶、白糖等容易引起胀气的食物，也以少食为宜。
3	保持大便畅通，便质以偏烂为宜。
4	产妇不要卧床不动，应及早起床活动，并按照体力渐渐增加活动量。
5	禁止性生活。

坐月子要点

产后腹痛的食疗方剂

🌳 **肉桂红糖煎**

材料：桂皮6克，红糖12克。

用法：上两味水煎服，每日服3次，连续服5天。

功效：补血益气，祛寒止痛。

主治：产后腹痛，属血虚型，产后小腹隐隐作痛，喜温，喜揉，手足不温，恶露量少，色淡。

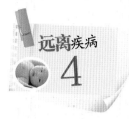

远离疾病 4

新妈妈疾病预防
产后恶露

一般情况下，产后3周以内恶露即可排净。如果超过3周仍然淋漓不绝，即为恶露不尽。如果有恶露量太多、血块太大或流血不止等症状，就必须请教医护人员，以免发生危险。

坐月子要点
关于产后恶露

恶露是胎盘的内膜组织，属于产后正常的现象，因时间的不同，恶露的量和成分也会改变，医护人员往往要观察恶露的性质、气味、量及持续时间。

若量多或恶露持续时间长，而且为脓性、有臭味，就是子宫腔内受到感染；如果伴有大量出血，子宫大而软，则显示子宫可能恢复不良。此外，恶露量也会因用力或是服用大量的生化汤，造成大出血。

产后恶露的分类

红色恶露	产后第一周，恶露的量较多，颜色鲜红，含有大量的血液、小血块和坏死的蜕膜组织，称为红色恶露
浆性恶露	一周以后至半个月内，恶露中的血液量减少，较多的是坏死的蜕膜、宫颈黏液、阴道分泌物及细菌，使得恶露变为浅红色的浆液，此时的恶露称为浆性恶露
白色恶露	半个月以后至三周以内，恶露中不再含有血液了，但含大量白细胞、退化蜕膜、表皮细胞和细菌，使恶露变得黏稠，色泽较白，称为白色恶露。白色恶露持续三周干净

坐月子要点
产后恶露的注意事项

● 产后未满50天，绝对禁止性生活。

● 恶露减少，身体趋向恢复时，可鼓励产妇适当起床活动，有助于气血运行和胞宫余浊的排出。

● 保持室内空气流通，祛除秽浊之气，但要注意保暖，避免受寒。若血热证者，衣服不宜过暖。

● 属血热、血瘀、肝郁化热的病人，应加强饮料服食，如藕汁、梨汁、橘子汁、西瓜汁，以清热化瘀。

● 卧床休息静养，避免情绪激动，保持心情舒畅，安慰病人，消除思想顾虑，特别要注意意外的精神刺激。

● 脾虚气弱的病人，遇寒冷季节可增加羊肉、狗肉等温补食品。

● 选用柔软消毒卫生纸，经常换月经垫和内裤，减少病菌侵入机会。

● 加强营养，饮食总宜清淡，忌生冷、辛辣、油腻、不易消化食物。

若气虚者，可予鸡汤、桂圆汤等。若血热者可食梨、橘子、西瓜等水果，但宜温服。

月子前的准备
第一阶段
第二阶段
第三阶段
第四阶段
远离疾病
产后美容
塑身美体

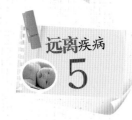

远离疾病 **5**

新妈妈疾病预防

产后**血压变化**

产后高血压的危害很大，长期的高血压会导致产妇心、脑、肾等全身多脏器损害。产后高血压多为继发性的高血压，应该根据引起产后高血压的原因找到原发病之后对症治疗。

坐月子要点

产后高血压**的原因**

🌿 原发性高血压

准妈妈本身就有易患高血压的因素，妊娠诱发了妊高征，准妈妈分娩后就出现了原发性高血压。

🌿 肾性高血压

如果准妈妈原来患有肾脏疾病，如肾炎或慢性肾盂肾炎。妊娠前未曾发现患有该病，或因病情轻未引起注意，妊娠后被激发出妊高征。对于这部分产妇来说，原有肾性高血压加重了，因此产后的高血压也不能降至正常。

🌿 产期应用升压药物

妊高征的准妈妈如果在分娩时大出血，血压下降，医生使用了升压药物，使血管对这种药物及其他因素敏感性增加，就易导致产后高血压。

🌿 神经系统激发性高血压

产后精神紧张、孩子哭闹、劳累、睡眠不足或家庭纠纷、月子期间精神不愉快等因素都容易诱发产后高血压。

坐月子要点

产后高血压**怎么办**

如果准妈妈是上述第四种原因引发的产后高血压，多吃些蘑菇、木耳、银耳、西蓝花、韭菜、海鱼、核桃、海藻类等。经过生活的调整和医生的治疗，是能够较快地恢复到正常的。如果是其他原因引起的产后高血压，则要入院进行仔细诊疗。产后高血压的危害比较大，如果长期耽搁，就可能引发心、脑、肾等多器官的损害。

坐月子要点

产后血压低**怎么办**

🌿 日常生活预防

锻炼身体，增强体质；早上起床时，应缓慢地改变体位，防止血压突然下降；晚上睡觉将头部垫高，可减轻低血压症状；经常淋浴以加速血液循环，或以冷水、温水交替洗足。

🌿 药物治疗

当日常治疗无效时，就必须给予药物治疗，缓解症状，减少严重并发症的危险。

🌿 饮食治疗

加强营养，多食易消化蛋白色食物，如：鸡、蛋、鱼、乳酪、牛奶等，多喝汤，多饮水，增加盐分摄入。

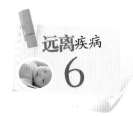

远离疾病 6

产后贫血应引起重视

怀孕期间如果有贫血症状，还未能得到及时改善，或分娩后不同程度的失血使贫血程度加重，都会引起产后贫血。新妈妈的贫血严重时会影响自身恢复和不利宝宝的哺乳，所以，新妈妈要早发现、早防治。

坐月子要点

产后贫血的症状

产后贫血轻者，除面色略苍白外，无其他明显症状；病情较重者，则可有面黄、水肿、全身乏力、头晕、心悸、胃纳减退、呼吸短促等。长期贫血，面色苍白，没有血色，并且严重影响身体健康。一定要进行相应的生活调理。

贫血的自我检测

1	有头晕的情况，尤其是坐着突然站起来的时候，两眼发黑
2	经常感觉疲劳，即使活动不多也会感觉浑身乏力
3	偶尔会感觉头晕
4	脸色苍白
5	指甲变薄，而且容易折断
6	呼吸困难
7	心悸
8	胸口疼痛

坐月子要点

产后贫血的调理

❀ 及时纠正

对产前已有贫血的孕妇应及时给予纠正，这才能保证孕期不发生贫血。

❀ 适当服用红糖

产后可适当服用红糖，因为红糖内含有较多的铁质、胡萝卜素、维生素B_2及锰、钙、锌、铜等多种微量元素，有助于产后能量的摄取和铁的补充。

❀ 饮食调理

多吃含铁丰富的食物，并保证维生素B_{12}、叶酸的摄入。在孕妈妈日常菜单中，多加入一些动物的肝、肉类、蛋类、豆类及豆制品、牛奶、绿叶蔬菜、水果等。对于中度或重度贫血患者，补充铁元素光靠饮食调节是不够的。可在医生的指导下服用一些铁剂。

❀ 服用维生素C

维生素C能够促进铁元素的吸收，多吃含维生素C的蔬菜、水果，补充维生素片也是必不可少的。

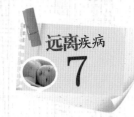

远离疾病 **7**

新妈妈疾病预防

肛 裂

肛裂可因排便引起周期性疼痛，这是肛裂的主要症状。许多产妇服用缓泻剂，致肛管缺乏正常粪便的扩张刺激，肛管狭窄，并形成药物依赖性顽固性便秘。

坐月子要点

肛裂的主要症状

🌳 疼 痛

当有便意时，肛门舒张，疼痛开始。疼痛的程度随着肛裂的大小和深浅的不同而有轻重。

🌳 便 血

排便时常在粪便表面或便纸上见有少量新鲜血迹，或滴鲜血。

🌳 便 秘

多数产妇因恐惧排便时的剧痛，有意推迟排便时间和次数，使粪便在直肠内停留时间延长，水分被完全吸收，大便变得干硬，导致便秘，从而让会使裂口创伤加重，裂口加深，疼痛加重。

🌳 肛门瘙痒

由于裂口溃疡面或皮下瘘管的分泌物，或肛门腺体流出的分泌物，刺激肛缘皮肤引起肛门湿疹和肛门瘙痒。

🌳 全身症状

剧烈的疼痛可加重精神负担，并影响休息，引起神经衰弱。

坐月子要点

产后肛裂如何保健

🌳 扩肛保健法

用右手手指涂上适量具有润滑作用的痔疮膏或抗生素膏，先在肛周轻轻按揉1分钟左右，然后将示指缓缓伸入肛门内约2个指节，将伸入肛内的示指向前后左右四个方向扩肛，持续3分钟。对有裂口及内括约肌疤痕纤维处要适当加压用力，有利于内括约肌松懈。扩肛后，再在肛管口涂适量痔疮药膏。

🌳 便后坐浴

排便后最好用温水坐浴15～20分钟，一般无需加任何药物。如有肛裂感迹象，则可加入适量的高锰酸钾。

肛裂经久不愈或疼痛难以忍受时，可到医院用0.5%普鲁卡因溶液10毫升在肛门基底做封闭注射，镇痛效果较好。也可在局麻下行肛裂切除术。

🌳 调节饮食结构

产妇在食用鸡、鱼、肉、蛋等高蛋白质食物基础上，合理搭配一些含纤维素较多的食物，如粗粮、新鲜蔬菜。适当选食土豆、红薯等，也有利于大便通畅。多喝些水、吃植物油，能直接润肠，后者在肠道中分解的脂肪酸也有刺激肠蠕动作用，利于排便。少吃辛辣刺激食物。

月子前的准备 第一阶段 第二阶段 第三阶段 第四阶段 远离疾病 产后美容 塑身美体

远离疾病 **8**

新妈妈疾病预防

产褥期 **乳腺炎**

产褥期乳腺炎（即急性乳腺炎）时，乳房的化脓性感染，发病多在产后3～4周。临床主要表现为乳房局部肿块、脓肿形成、体温升高、白细胞计数增高。在脓肿形成前，治疗以抗感染促进乳汁排出为主，脓肿形成后以切开引流为主。

坐月子要点

感染乳腺炎**的原因**

⊛ 乳头内陷

乳腺炎多发生在乳头内陷的产妇，由于乳头内陷，势必在乳头上有四五对乳腺导管不通或通畅不好，致使乳腺管内分泌的大量乳汁吸不出来，产生积乳。产妇自觉乳房胀疼，经过3～4天仍排不出，乳汁开始发酵，对乳腺管产生炎性刺激，出现很硬的肿块，有自觉痛和压痛，这就是积乳性乳腺炎。

⊛ 乳头卫生不良

细菌入侵是导致急性乳腺炎的关键因素。对于急性乳腺炎而言，致病菌入侵的主要途径有以下几条：乳头皮肤破损或皲裂，致病菌经破损的乳头皮肤入侵，导致急性感染；婴儿口含乳头睡觉，其口腔内的细菌侵入乳腺管，并沿腺管上行，在乳汁淤积处大量繁殖；衣物不洁，沾染在衣物上的致病菌可侵入乳腺管；身体其他部位有感染性病灶，如上呼吸道感染等，细菌经血液循环至乳房。

⊛ 乳头皲裂

由于哺乳姿势不正确，婴儿未将乳头及大部分乳晕含吮在口内，且固定于一侧的哺乳时间过长所致。

⊛ 乳腺管阻塞

常见于继发性的乳汁淤积，不完全吸空乳房、不规律性经常哺乳及乳房局部受压是其主要原因。

另外，初产妇的乳汁中含有较多的脱落上皮细胞，更容易引起乳腺管的阻塞，使乳汁淤积加重。

坐月子要点

如何预防**乳腺炎**

1	注意宝宝含乳方式是否正确，若吸吮姿势不正确，奶水不易排空
2	在妊娠后期，要经常用温水或用75%乙醇擦洗乳房，以增加乳头皮肤的抵抗力
3	每次哺乳时要使奶汁完全吸空，如婴儿吸吮力不够，不能吸空时，可用吸奶器或用手将乳汁挤出，不使乳汁淤积在乳房内
4	如发生乳汁淤积，可局部热敷或用吸奶器将乳汁吸出，用手从乳房四周向乳头方向轻轻按摩

远离疾病 9

新妈妈疾病预防

子宫脱垂

分娩造成宫颈、宫颈主韧带与子宫骶韧带的损伤及分娩后支持组织未能恢复正常为主要原因。此外，产褥期产妇多喜仰卧，且易并发慢性尿潴留，子宫易成后位，子宫轴与阴道轴方向一致，遇腹压增加时，子宫即沿阴道方向下降而发生脱垂。

坐月子要点

子宫脱垂的原因

● 分娩时软产道过度伸展，支持子宫正常位置的韧带、筋膜、肌肉发生损伤和撕裂；宫口未开全即向下屏气用力；难产、急产、滞产等导致盆底组织损伤；如提肛肌及会阴体裂伤，裂伤后还未能及时缝合，产后保健又不理想，就成为子宫脱垂的常见原因。

● 分娩时未能很好保护会阴，产后又未能及时修复，导致子宫的支持组织松弛或撕裂，从而为子宫脱垂创造了条件。

● 产妇原来体质就虚弱，产后由于经常咳嗽、便秘，腹压增加而引起。

坐月子要点

子宫脱垂的临床表现

产妇自觉腹部下坠、腰酸，走路及下蹲时更明显，严重时脱出的块物不能还纳，影响行动。子宫颈因长期暴露在外而发生黏膜表面增厚、角化或发生糜烂、溃疡。患者白带增多，并有时呈脓样或带血，有的发生月经紊乱，经血过多。

根据脱垂的程度可分为3度

I度	子宫脱垂无须治疗，注意休息即可恢复
II度	II度子宫脱垂分轻、重两型： ①轻II度——子宫颈及部分阴道前壁翻脱出阴道口外。 ②重II度——宫颈与部分宫体以及阴道前壁大部或全部均翻脱出阴道口外
III度	指整个子宫体与宫颈以及全部阴道前壁及部分阴道后壁均翻脱出阴道口外

坐月子要点

子宫脱垂的预防和治疗

如果属于早期脱垂或症状较轻者，可取平卧位或稍坐一会儿，即可使会阴部恢复常态；也可使用运动疗法，如缩肛运动，一缩一放地进行，每次10～15分钟，每天2次。可采用针灸、中药外用和内服、子宫托等综合治疗。

除此之外，产后24小时应开始做俯卧体操，每天2～3次，每次15分钟，这样可使子宫位置尽快复原到正前倾位。

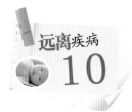

远离疾病
10

新妈妈疾病预防

产后 风湿病

女性在产褥期间，由于风、寒、湿邪，出现肢体关节酸楚、疼痛、麻木，重者称为产后风湿，又称产后风。

坐月子要点

产后风湿病**的原因**

产后风湿病往往有不同的原因，而且有时同样的症状也可由不同的原因引起。它的临床反应症状除了怕冷、怕风、活动关节疼痛之外，还伴有麻木、抽搐、胀痛等因素。

风湿寒邪侵入的途径

1	产后大汗淋漓，而未保暖，感受了风寒之邪
2	产妇所住房屋潮湿阴冷
3	产妇淋雨受湿
5	产妇过早进行性生活

产妇产后风湿的一个原因是因为分娩而虚弱身体受到风寒，寒气从下腹部开始扩散全身。另外一个原因是关节的过度活动。分娩前尽管没有过度活动关节，但产后，如关节内滑液囊的滑液分泌不良，稍微劳累就会出现手腕发麻之类的症状。高龄分娩、难产、剖宫产、多次流产的产妇更易患产后风湿。

坐月子要点

产后风湿病**的预防和治疗**

▦ 避免受凉

产妇在产褥期要避免受寒，不能吹冷风或是喝凉水，饮食方面也不能吃凉或刺激性的食物。平时要特别注意避免身体劳累或精神刺激。不仅是正常分娩的产妇，剖宫产、自然流产后的产妇，也有患产后风的可能性，因此一定要注意。

▦ 注意增加营养

应吃容易消化，富含蛋白质、糖类及维生素C的饮食。重症病例可额外供给B族维生素及维生素C。有充血性心力衰竭者可适当地限制盐及水分的摄入。为防止胃部膨胀压迫心脏而增加心脏负荷，可采取少食多餐的方法。应用肾上腺皮质激素的患者亦应适当限盐。暂时远离冷饮、冷水浴。尤其是汽水，不但伤脾胃，它的高糖分更会带走骨中的钙质，令矿物质失衡。

▦ 外敷疗法

可根据疼痛部位的大小，将食盐放入锅中炒热，用布包好敷于疼痛处，每天1次，每次20～30分钟。此外，用电针治疗效果也较好。

月子前的准备

第一阶段

第二阶段

第三阶段

第四阶段

远离疾病

产后美容

塑身美体

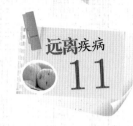

远离疾病 **11**

新妈妈疾病预防

产后痛

分娩后，身体的内分泌系统尚未得到调整，骨盆韧带还处于松弛状态，腹部肌肉也因分娩而变得松弛。加上产后照料宝宝要经常弯腰及恶露排出不畅引起血淤盆腔，有的产妇容易在产后出现产后痛。

坐月子要点

手关节痛

☙ 手关节痛的原因

孕妇分娩后，体内激素发生变化，结果会导致关节囊及其附近的韧带出现张力下降，引起关节松弛。此时如果过多从事家务劳动，或过多抱孩子，接触冷水，就会使关节、肌腱、韧带负担过重，引起手关节痛，且经久不愈。

☙ 预防方法

在产褥期，产妇要注意休息，不要过多做家务，要减少手指和手腕的负担，少抱孩子，避免过早接触冷水。

坐月子小提示

◎注意劳逸结合…

劳逸结合是缓解产后疼痛的重要措施。有些新妈妈的病情虽然基本控制，处于疾病恢复期，往往由于劳累而重新加重或复发，所以要劳逸结合，活动与休息要适度。

坐月子要点

骨盆疼痛

☙ 骨盆疼痛的原因

骨盆疼痛的原因是产妇分娩时产程过长，胎儿过大，产时用力不当，姿势不正以及腰骶部受寒等，或者当骨盆某个关节有异常病变，均可造成耻骨联合分离或骶髂关节错位而发生疼痛。此外，在韧带未恢复时，由于外力作用，如怀孕下蹲，或睡醒起坐过猛，过早做剧烈运动、负重远行等，均易发生耻骨联合分离。表现为下腰部疼痛，并可放射到腹股沟内侧或大腿内侧，也可向臀部或腿后放射。

一般来说，此病过一段时间，疼痛会自然缓解。如果长期不愈可采用推拿方法治疗，并可服消炎止痛药，既可减轻疼痛，又可促进局部炎症吸收。

☙ 预防方法

1.患有关节结核、风湿症、胃软化症的妇女应在怀孕前治愈这些疾病，然后再考虑妊娠。

2.产后多休息、少活动，但不能绝对静止不动，要适当而不要做过分剧烈的劳动或体育锻炼，如做一些伸屈大腿的练习，尽量避免腰部、臀部大幅度地运动或急剧的动作。

3.产后避免过早下床或在床上扭动腰、臀部。

坐月子要点

产后腰腿痛

产后腰腿痛的临床表现

产后腰腿痛的主要临床表现，多以腰、臀和腰骶部疼痛日夜缠绵为主，部分患者伴有一侧腿痛。疼痛部位多在下肢内侧或外侧，可伴有双下肢沉重、酸软等症。

主要原因

1 产后休息不当，过早地持久站立和端坐，致使产妇妊娠时松弛了的骶髂韧带不能恢复，造成劳损

2 产妇分娩过程中，引起骨盆各种韧带损伤，再加上产后过早劳动和负重，增加了骶髂关节的损伤机会，引起关节囊周围组织黏连，障碍了骶髂关节的正常运动所致

3 产后起居不慎，闪挫腰肾，以及腰骶部先天性疾病，如隐性椎弓裂、骶椎裂、腰椎骶化等诱发腰腿痛，产后更剧

预防方法

注意休息和增加营养，不要过早持久站立和端坐，更不要负重。避风寒、慎起居，每天坚持做产后操，能有效地预防产后腰腿痛。

解除这类疼痛的最好方法是热水浴、按摩和一些能够放松的方法，产后适当做一些运动也能减轻症状。一般来说，这类疼痛无需服药就可自行消失。疼痛明显时局部进行热敷或理疗，也可采用针灸、中药熏蒸等等方法，或到医院做超短波、红外灯等物理治疗。

坐月子要点

头痛

产后头痛的原因，很可能是因激素分泌水平的改变而引起的。还有一种可能则是在分娩时采用了硬膜外腔分娩镇痛或脊椎穿刺，也会引起剧烈头痛。不过，这种情况并不多见。对于第一种头痛，放松是最好的方法，头痛症状会随着激素分泌逐渐恢复正常而消失。如果需要，也可以适当地吃些止痛药。

坐月子要点

会阴部疼痛

坐浴对缓解这类疼痛也很有效，在家里就可进行坐浴治疗。

产妇还可试试使用一种专门可冷却的卫生护垫，这也会让疼痛部位觉得舒服些。如果疼痛真的难忍，必须用药止痛，一定要先问问医生。

坐月子要点

乳房疼痛

产后乳汁充满乳房，如果乳腺管还没完全畅通，乳汁不能顺利排出，会使你感到乳房发胀、发热和刺痛，不过这些症状都是正常的。如果产妇真觉得很疼，哺乳是最好的解决办法。只要宝宝饿了就让他吸吮乳房，而不要考虑定时、定量的问题，这样能够帮助乳腺尽快畅通。

另外，还可试试热敷，或向乳头方向按摩乳房，都可帮助乳腺通畅。除非宝宝真的不肯吃奶，一般不要使用吸奶器，那样会使身体分泌更多的乳汁，加剧疼痛。要尽量让宝宝吃奶，这样乳房很快便只会分泌宝宝需要的乳量。

远离疾病 **12**

新妈妈疾病预防

产后中暑

产褥期产妇一般体质较为虚弱，中枢体温调节功能发生障碍，在高温、高湿、通风不良的情况下，往往容易导致产后中暑。一般产妇感觉口渴、多汗、恶心、头晕、心慌、胸闷等不适时，就应考虑为中暑的先兆。

坐月子要点

产后中暑怎么办

产后中暑后，患者体温升高、脉搏和呼吸加快，面红不出汗，皮肤干热，全身起痱子或出汗而体温下降。由于夏天人体水分大量地蒸发，产妇平时还要多喝些盐开水，以补充体内流失的水分。

怎样预防中暑

1	由于产妇产后对温度的调节能力较低，产妇的房间要保持适当的温度，做到经常开窗透气，穿舒适的短衣短裤即可
2	产后的产妇新陈代谢比较旺盛，喜出汗，所以要多饮水，勤换衣裤，避免潮湿致病可以经常用温水擦浴，勤换衣服，能避免产后中暑
3	如果产妇感到头晕、恶心、胸闷、大汗、思饮等症状，一定要警惕是不是中暑的先兆，并加以处理
4	不要让产妇直接吹风，被褥不宜过厚，可以用凉席，穿薄一些的夏季衣裤，多饮水等

坐月子要点

急救措施

如果发现产妇中暑，首先要镇定，先要把产妇转移到通风、清凉的地方休息，并迅速解开衣物。喂产妇喝些冷开水，或者藿香正气水等，一般在短时间内都会好转。如果无好转，产妇进入高热、昏迷状态，呼之不应，应立即送往就近的医院进行抢救。在去往医院途中，可用湿毛巾擦浴前胸、后背以降温。

● 如发现产妇有中暑的症状，应立即离开高温环境，到通风较好的凉爽处休息。

● 解开衣服，多饮些淡盐水或服十滴水、仁丹、解暑片、藿香正气水等，短时间内即可好转。

● 出现高热、昏迷、抽搐者，应让患者侧卧、头向后仰，保证呼吸道畅通。

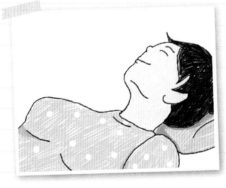

← 在呼叫救护车或通知急救中心的同时，可用湿毛巾或用30%～50%的酒精擦浴前胸、后背等处。

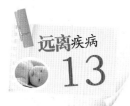

远离疾病 **13**

新妈妈疾病预防

产褥**期发热**

产妇在月子里发热比较常见，而且原因也相当多。遇见发热现象要高度重视，不能像对待普通人那样处理。产褥期间出现发热，首先要看发热出现的时间。如果从产后24小时起，到10天之内的发热，应多考虑为产褥感染。

坐月子要点

产后发热**的原因**

产妇在刚生过孩子的24小时内，可以发热到38℃，但这以后，任何时候的体温都应该是正常的。如有发热，必须查清原因，适当处置。

发热的最常见的原因是产褥感染。因为产妇体力比平时差，又有流血，子宫口松，阴道内本来有的细菌或外来的细菌容易在有血时孳生，并容易上行到子宫和输卵管。

这时恶露有味，腹部有压痛，如果治疗不及时，可能转为慢性盆腔炎，长期不愈。

发热的另一个常见的原因是乳腺炎，可以发热到39℃以上，乳房有红肿热痛的硬块。乳腺炎往往使乳汁排出不畅，在乳腺内淤积成块，再加上乳头有裂口，细菌袭入惹起祸患。

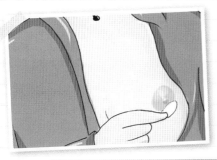

坐月子要点

产褥期发热**的表现及治疗方法**

乳腺炎引起的发热

如果发热是在产后3～10天期间，加上乳房有红肿痛热，并且乳房还有硬结，疼痛很明显，则可能是急性乳腺炎引起的发热。急性乳腺炎多发生在产后2～6周。常常引起产妇发热，重者伴有寒战；患侧乳房表现为局限性红、肿、热、痛，并有硬结，触痛明显；血象白细胞数增多，以中性粒细胞为主。

除了请西医诊断治疗外，也可采用中医对乳房肿痛部位用中药敷贴的方法。一般经抗感染治疗多数患者体温可降至正常。必要时要进行手术切开引流。

泌尿系统感染

如果产妇发热伴有小便频繁、小便时疼痛等症状，可能是产褥期尿路感染，根据所出现的症状及尿化验检查，即可做出诊断。

泌尿系统感染经过合理治疗及卧床休息，3～5天后体温即可降至正常。也可采用抗生素及中药治疗。

产褥期感冒

如果产妇发热伴有鼻塞、流涕、咽痛、咳嗽等症状，要考虑可能是产褥期感冒。因为产后产妇体质虚弱，在月子期间发生的感冒如果拖延治疗，很可能会引起肺炎，所以应请医生及时治疗。一般经对症治疗，体温就会下降。

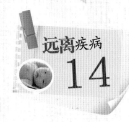

远离疾病 14

新妈妈疾病预防

产后**痔疮**

女性产后痔疮长期不治会导致病菌入侵血液引起阴部、乳腺、盆腔及附件炎症、直肠癌、心脑血管等疾病。所以说产后痔疮一定要重视，并尽早治疗。

坐月子要点

产后痔疮**的原因**

产后易患痔疮的原因，是妇女产后由于子宫收缩，直肠承受胎儿的压迫突然消失，使肠腔舒张扩大，粪便在直肠滞留的时间较长，容易形成便秘。加之在分娩过程中扯破会阴，造成肛门水肿疼痛等。

因此，妇女产后注意肛门保健和防止便秘是防止痔疮发生的关键。

坐月子要点

产后痔疮的**预防方法**

❀ 多食粗纤维食物

一些妇女产后怕受寒，不论吃什么都加胡椒，这样很容易发生痔疮。同样，过多吃鸡蛋等精细食物，可引起大便干结，使粪便在肠道中停留时间较长，不但能引起痔疮，而且对人体健康亦不利。

因此，产妇的食物一定要搭配芹菜、白菜等膳食纤维素较多的食品，这样消化后的残渣较多，大便时易排出。

❀ 勤喝水、早活动

由于产后失血，肠道津液水分不足，以致造成便秘，而勤喝水、早活动，可增加肠道水分，增强肠道蠕动，预防便秘。

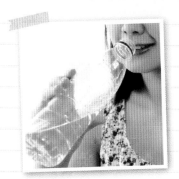

❀ 勤换内裤、勤洗浴

不但保持了肛门清洁，避免恶露刺激，还能促进血液循环，消除水肿，预防外痔。

❀ 早排便、早用开塞露

产后应尽快恢复产前的排便习惯。一般3日内一定要排一次大便，以防便秘；产后妇女，不论大便是否干燥，第一次排便一定要用开塞露润滑粪便，以免撕伤肛管皮肤而发生肛裂。

❀ 应用药物坐浴或软膏治疗

有痔的产妇，产后应用药物坐浴或软膏治疗。痔翻出过大，在痔的表面涂些油膏，用手指将充血水肿部分慢慢推送肛门内，待水肿消退后，病情就会减轻，大约1个月，红肿和疼痛都会消失。

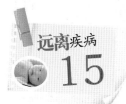

远离疾病 15

要积极预防治疗尿潴留

产后尿潴留是产科常见并发症之一，要想积极预防治疗产后尿潴留，先要找到产生尿潴留的原因。从原因入手，就能更好地预防和治疗。

坐月子要点

产后尿潴留产生的原因

1.产妇产后腹压下降或腹壁松弛，加上膀胱肌肉张力差，对内部的张力增加不敏感，使之无尿意。

2.有些产妇，在分娩过程中，产程延长，胎儿娩出的过程压迫膀胱，膀胱受伤，使膀胱肌肉张力下降。

3.排尿不及时，使膀胱内潴尿过多，膀胱过度膨胀，导致膀胱感受性下降，出现排尿困难。

4.产后膀胱失去妊娠子宫的承托作用，膀胱与尿道之间形成一定角度，增加了排尿阻力。

5.有的产妇会阴伤口疼痛，对排尿有恐慌心理，尿道反射性痉挛，使排尿困难。分娩时使用硬膜外麻醉、腰麻，可影响排尿功能。

6.产妇于产前患泌尿系统感染或因产后导尿发生感染，使尿道发生充血、水肿等，也可以导致尿潴留。

坐月子小提示

◎注意劳逸结合…

个别产妇因精神紧张、不能下床排尿或对自己排尿缺乏信心，而导致不能正常排尿。

坐月子要点

积极防治尿潴留

1 积极防治尿路感染。对妊娠末期的明显水肿和泌尿系感染，应积极治疗

2 预防尿路水肿。产妇分娩时应避免滞产，尤其第二产程，一般不要超过2小时，以免胎头(臀)过久压迫膀胱和尿道

3 产前、分娩中、产后需要导尿时，应严格遵守常规，减轻对膀胱、尿道的刺激

4 要积极排尿。产后4小时即主动排尿。小便时采取半蹲半立的姿势

5 产妇要精神放松，树立信心，采取产妇自己习惯的排尿体位

6 常用温水冲洗外阴部。同时让产妇听流水声(或用录音机放送)以诱导排尿

7 热气熏蒸外阴部：病人取蹲位，将盛有开水的水盆置于病人会阴部，利用水蒸气刺激尿道周围神经感受器而促进排尿

8 在有尿意而不能排出时，可用拇指按压关元穴，持续1分钟即可排尿

9 在产后短时间内多吃些带汤饮食，多喝红糖水，使膀胱迅速充盈，以此来强化尿意

远离疾病 16

新妈妈如何照顾自己

一觉醒来，满身大汗

产后几天内，由于产妇皮肤排泄功能旺盛，排出大量汗液，尤其在夜间睡眠和初醒时更明显，这不属于病态，在产后1周内会自行好转。

坐月子要点

产后多汗的原因

产妇于产后出现涔涔汗出，持续不止者，称为"产后自汗"。若睡后汗出湿衣，醒来即止者，称为"产后盗汗"。产妇爱出汗，是因为产后妇女的皮肤排泄功能比较旺盛，所以出汗多，尤其在睡后和初醒时，更为明显。

正是由于分娩以后，产妇的新陈代谢活动和内分泌活动显著降低，机体也再不需要如此多的循环血量了，积聚的水分就显得多余，必须排出体外，才能减轻心脏负担，有利于产后机体的全面康复。

产妇在产期不仅尿量增多，而且，支配汗腺活动的交感神经兴奋性也占优势，汗腺的分泌活动增强，这就使得产妇无论是在冬天还是在春秋季节，皆是全身汗涔涔的。这是机体在产后进行自我调节的结果，并非是身体虚弱，也不是什么病态，属于生理现象，不是病，常在数日内自行好转，不必过分担心。

坐月子要点

产后多汗需注意

在出汗时，由于毛孔张开，易受风寒。要随时用干毛巾擦汗，最好每晚用温水擦身1次，还应勤换内衣裤，以防感冒。在出汗的时候，一定要防止受风、着凉，且在出汗时，注意保持皮肤清洁。倘若出汗过多，长久不消失，多是产妇体虚的表现，那就要进行积极的治疗。

坐月子要点

产后多汗的调养方法

1	适当参加体育活动
2	应多吃新鲜蔬菜、水果
3	多吃些鸡肉、瘦猪肉、蛋类、奶类和豆类、豆类制品
4	注意避免出汗后受凉伤风
5	内衣经常换洗
6	更衣前用毛巾擦干身上的汗液，保持皮肤的清洁卫生

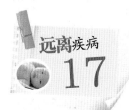

远离疾病

17

新妈妈疾病预防

防治 子宫复旧不全

一般产后第1天，子宫底平脐或脐下一横指，产后10天就降入骨盆腔，腹部检查已摸不到子宫底。一般到产后6周，子宫体积及子宫腔内胎盘附着部位的创面已修复，这一过程称子宫复旧或复原。子宫复旧的过程受到阻碍，称为子宫复旧不全。

坐月子要点

子宫复旧不全的原因

产后感染，引起子宫内膜炎或发展为盆腔炎症；合并子宫肌壁间肌瘤；子宫蜕膜剥离不全；胎盘或胎膜残留在子宫腔内；子宫过度后屈，使恶露不易排出；部分尿潴留。

坐月子要点

子宫复旧不全的表现

血性恶露持续时间较长，有时可能恶露浑浊或有臭味，有时可能大量出血，或恶露停止后白带增多；腰痛、下腹坠胀；子宫稍大且软，或有轻度压痛。

坐月子小提示

◎哺乳可加速子宫复旧…

凡是年龄大、分娩次数多、全身健康差的产妇，子宫复旧较慢。产程长或难产的，尤其是剖宫产的，子宫复旧也较差；产后如果自己哺乳，可以反射性地加速子宫复旧。

坐月子要点

子宫复旧不全预防措施

1	注意卫生，以免引起生殖道炎症
2	产妇产后应及时排尿，不使膀胱过胀或经常处于膨胀状态，以免影响子宫复旧
3	产褥期应避免长期卧位，如果子宫已经向后倾曲，应做膝胸卧位来纠正
4	产后应哺乳。因为小儿的吮吸刺激会反射性地引起子宫收缩，从而促进子宫复旧
5	产后6～8小时产妇疲劳消除后，第2天应下床活动，以利于身体生理功能和体力的恢复，有利于子宫复旧和恶露排出

产后早期起床活动，并及时排空膀胱及直肠内积存的大小便，躺卧时多变换体位，不要总是仰卧，避免子宫后倾，可以防止子宫复原不全。定期哺乳可反射性地使子宫收缩，对于促进子宫复原也有很大好处。

新妈妈疾病预防

要避免产后手腕痛

女性在妊娠期间身体关节及韧带松弛，以适应妊娠期体重的增加。由于腕管的水肿有时会与手部的神经粘连，导致这种压迫症状可以延续到产后。有些顺产的女性由于产时双手用力不当也会发生产后腕管的损伤。

坐月子要点

产后手腕痛的原因

产妇虽然不做重体力劳动，但长时间重复单一的劳动，如冷水洗衣服、洗尿布及抱孩子等均容易引起本病。另外，产妇体内的内分泌激素波动也可能与本病有关。产后手腕痛虽然不是大病，但也是很让人觉得难受的。所以对其的防治也不能忽视。

坐月子要点

产后手腕痛的预防

1.产后要注意家务劳动的合理安排，尽量避免重复劳动时间过长。

2.当感到手腕部发酸发胀时，应注意休息，同时用两手交替按摩腕部，不适感消失然后，再换一种劳动方式。

3.在冬季不可用冷水洗衣物，每次洗涤后腕部以无酸胀感为度。

坐月子要点

产后手腕痛的调治

1.应避免腕部的冷水刺激，尤其是手腕部有肿胀时，更应注意，要注意保暖。

2.痛的手腕部可用热敷，或用红花油涂擦，轻轻揉擦，每日4～6次。

3.如果上述方法无效或症状加重者可用封闭疗法，用泼尼松龙5毫克加1%普鲁卡因1～2毫升鞘内注射，每周1次，共2～3次。治疗期间避免腕部过多活动。大多数病人经鞘内注射症状就可以消失了。

坐月子要点

简单的按摩

1.用一只手轻柔地按摩另侧腕关节2～3分钟。

2.用拇指点按另侧腕关节痛点，同时另侧腕关节做旋转运动1～2分钟。

3.双手五指相互交叉做摇腕运动，约2分钟。

4.用一只手拇指按另一只手侧腕关节四周，按压2～3次后，再做另一侧腕关节。

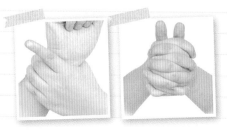

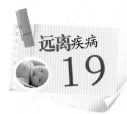

远离疾病
19

新妈妈疾病预防

足跟疼痛要引起重视

产妇产后体虚，尤以肾气亏虚未复。足跟为肾所主，女性在分娩时劳损肾气，再遭冷风乘虚而侵袭，以致腰、脚之脉络自行不畅，乃现痹而作痛。

坐月子要点

足跟疼痛的症状表现

足跟疼痛表现为休息后疼痛减轻，遇热则感舒适，久站或步行稍远，或遇寒冷，则疼痛明显，甚至较原来疼痛加重，日久未愈，复感寒邪，寒积于内，血遇寒则凝，脉络受阻，疼痛加重，不能行走。

注意事项

1	尽量避免穿着软的薄底布鞋
2	在足跟部应用厚的软垫保护，也可以用中空的跟痛垫来空置骨刺部位，以减轻局部摩擦、损伤
3	经常做脚底蹬踏动作，增强跖腱膜的张力，加强其抗劳损的能力，减轻局部炎症
4	温水泡脚，有条件时辅以理疗，可以减轻局部炎症，缓解疼痛
5	当有持续性疼痛时，应该口服一些非甾体类抗炎镇痛药物治疗
6	如果疼痛剧烈，严重影响行走时，局部封闭治疗是疗效最快的治疗方法

坐月子要点

足跟疼痛的预防方法

1.产后一定要注意足部保暖，穿袜子，穿护脚趾、足后跟的鞋子。产后3个月内不要穿高跟鞋和硬底鞋，穿凉鞋、拖鞋时最好穿上袜子，避免月子中受风着凉。

2.对疼痛部位治疗，中药贴于足跟肌表可刺激神经末梢，扩张血管，促进局部血液循环，改善周围组织营养，达到消肿，消炎和镇痛之目的。可安全、经济、快速解除足跟病痛。

3.出现上述症状可请中医师指导，正确使用。治疗产后足跟痛的中药。

4.理疗热疗：除到医院进行有针对性的理疗外，晚上临睡前可用热水泡脚半小时左右，或将足部置于有加热作用的电暖气、电手炉、红外线灯、家用理疗仪等设备上，温热的作用可以改善局部的微循环，对于缓解疼痛很有帮助。

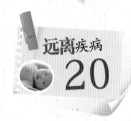

远离疾病 **20**

新妈妈疾病预防

产后 消化不良应引起重视

产后消化不良大多是饮食过多或不当引起的，尤其是食用油腻食物过多和过饱食用不易消化食物而引起的。

月子前的准备

第一阶段

第二阶段

第三阶段

第四阶段

远离疾病

产后美容

塑身美体

坐月子要点

产后消化不良的表现

消化不良的主要表现为常有肠胀气、腹泻、食欲缺乏、恶心、呕吐等。

坐月子要点

产后消化不良的原因

产后为了弥补怀孕及分娩期间营养的损失和尽量恢复体能，再加上哺乳宝宝，是需要食用较多及营养价值较高的食物的。但是，食物中的营养成分等一般都是大分子物质，不能直接被人体吸收利用，必须经过消化系统的机械消化和酶的化学消化，把它们变为简单的、可溶性的氨基酸、甘油、脂肪酸及葡萄糖等小分子物质，才能被人体吸收利用。

如果产后食用过多过饱的油腻食物，超过了胃肠道的消化能力，那么食物不但不能完全被吸收利用，还增加了胃肠道的负担。如果再加上进食蔬菜、水果等较少，而且产后最初几天，卧床休息多，活动少，就可能引起消化不良。

坐月子要点

产后消化不良的调治

➤ 减少摄入油腻食物

既然消化不良是因为饮食不当引起的，那么在治疗的时候，首先要减少油腻食物和不易消化的食物摄入，并多食新鲜蔬菜和水果，并且要少食多餐。

➤ 饮食疗法

实践证明，产后用饮食疗法治疗消化不良效果很好，下面介绍几种方法，不妨试试。

1.萝卜炖猪肉。萝卜具有健脾消食、降气利便的功能，主治气滞腹胀等。

2.鲜橘子皮、绿豆煮水代茶饮用。主要用于粪便臭秽、热泻、肛门灼热等。

3.西瓜。夏天饭后半小时内食用。此方主治热泻腹痛。

坐月子小提示

◎适当运动改善消化不良…

如果产后消化不良，应做适量的运动，运动有助于改善消化不良。

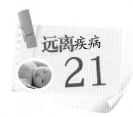

远离疾病
21

新妈妈疾病预防

防治 产后尿路感染

产后泌尿道感染是产后并发症之一，主要原因就在于怀孕时会有大量的黄体激素分泌，而高量的黄体激素会抑制膀胱逼尿肌收缩，造成尿液滞留。产后尿路感染严重的话，将导致膀胱炎或急性肾盂肾炎。

坐月子要点

尿路感染的原因

产褥期膀胱炎多数是由大肠杆菌感染引起，典型症状是尿频、尿急及尿痛，很少合并全身症状。尿液检查有大量的白细胞及细菌，但无蛋白，在尿沉渣中常可见到红细胞，偶尔肉眼可见到血尿，感染可向上扩展，导致肾盂肾炎。所以，产后尿路感染的防治也是非常重要的。

坐月子要点

尿路感染的防治措施

1.注意清洁卫生，勤做恶露处理。要使用消毒的卫生巾，要勤更换。解大小便后，要用消毒的卫生纸由前（外阴部）往后擦。大便后可用温开水冲洗肛门，防止细菌侵入外阴部。

2.产妇要早下床活动，不要憋尿，及时排出大小便。

3.尿路感染后要静卧休息，多喝开水，食用易消化、少刺激的食物。

4.及早进行药物治疗。如果正在哺乳时候，患了尿路感染，可选用对婴儿影响不大的药物静滴。

坐月子要点

尿路感染的食疗验方

1.葵菜100克，葱白25克共放砂锅内，加水适量煮20～30分钟，去渣取汁，与淘洗的粳米50克煮粥；或将葵菜洗净去筋，择嫩叶、茎，切成长段，葱切成花。以粳米煮粥，熟时加入葵菜，继续煮至黏稠为度，放入葱花、盐各少许，拌匀即成。每日早晚温热食。有清热利尿、益心滑肠、通乳明目的作用。适用于尿路感染。

2.鲜荠菜70～90克，洗净，加水，煎浓汁，每天1剂，分3次服用；或鲜荠菜60克洗净，切碎，加大米25～50克，煮粥吃。有抑菌、抗感染、退热、利尿、止血、解毒、促使恶露排出等作用。

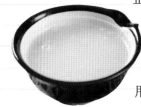

3.将玉米渣适量洗净，按常法煮粥。每日早餐温热食用。有清热利尿作用。适用于尿道炎、小便淋痛。

坐月子小提示

◎食疗配合治疗效果好…

在治疗泌尿系统感染的同时，选些食疗方配合辅助治疗，效果会更好。

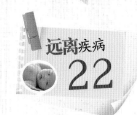

远离疾病 **22**

新妈妈疾病预防

牙齿**松动，咀嚼无力**

饮食中营养物质补充不足或缺乏，可导致产妇的骨质因缺钙变软，牙槽骨也会疏松软化，出现牙齿松动，咀嚼无力。

坐月子要点

产后牙齿松动**的原因**

怀孕后期胎儿在体内迅速生长发育，加上产后母亲需哺乳以维护新生儿的生长需求，这两个阶段孕妇对各种营养物质尤其是钙的补充明显增多。如果此阶段母亲饮食中营养物质补充不足或缺乏，可导致母亲的骨质因缺钙变软，牙槽骨也会疏松软化，出现牙齿松动，咀嚼无力。

此外，一些传统的观念认为，产后不能刷牙漱口。如此导致了牙上的污垢不及时清除，增加龋齿、牙周炎等口腔疾病的发生，从而使牙齿松动加重，甚至造成牙齿脱落。

骨赖于髓充分滋养而坚固有力。所以，肾中精气充足者牙齿一般较坚固。如孕产妇禀赋不足，加上妊娠后期及产后哺乳需更多的营养物质补充以维持胎儿及新生儿的生长发育需要，此时，肾气更加亏虚，因而发生牙齿松动。

坐月子要点

产后牙齿松动**的调治**

找到了牙齿松动、咀嚼无力的诱因，就应该进行积极的防治。牙齿松动事小，影响饮食事大。

1.饮食中要多食蛋类、鱼类、贝壳类、豆类、小虾皮、海带、芝麻酱、新鲜蔬菜及水果，并多饮牛奶及乳制品等。

2.平时要注意口腔清洁卫生，必要时补充药物钙片，这样，就可防治牙齿松动的发生，也可及时预防产妇骨质疏松症。

刷牙时需要注意
1 在孕期注意摄取钙质，保持口腔卫生，避免使牙齿受到损害
2 产妇身体较虚弱，正处于调整中，对寒冷刺激较敏感。因此，切记要用温水刷牙，并在刷牙前最好先将牙刷用温水泡软，以防冷水对牙齿及齿龈刺激过大
3 每天早起和睡前各刷1次，如果有吃夜宵的习惯，吃完夜宵后再刷1次
4 把示指洗净或在示指上缠上纱布，把牙膏挤于手指上并充当刷头，在牙齿上来回、上下擦拭，再用手指按压齿龈数遍。这种方法可活血通络，坚固牙齿，避免牙齿松动

月子前的准备 第一阶段 第二阶段 第三阶段 第四阶段 远离疾病 产后美容 塑身美体

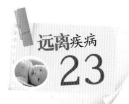

远离疾病 23

新妈妈疾病预防

轻松授乳**防乳头疼痛**

产后哺乳期间，发生乳头疼痛是很常见的。原因一般为母亲未掌握哺喂技巧，新生儿含接姿势不正确，发生了乳头损伤。

坐月子要点

为母乳喂养**护航**

✿ 注意清洁

首先必须注意乳房、乳头的清洁，每天用毛巾蘸温水擦洗乳头及乳晕。

✿ 选择适当的乳罩

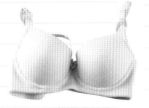

除了要注意清洁之外，孕妈妈还要注意选择适当的胸罩。授乳胸罩有各种样式，一定要选择宽松且强韧、透气性好的棉质胸罩，以舒适和便利为第一原则。

✿ 乳头内陷的矫正法

如果有乳头内陷，可擦洗后用手指牵拉。严重乳头内陷者，可以借助乳头吸引器和矫正胸罩来矫正。使用的时候要注意，一旦发生下腹疼痛则应立即停止。曾经流产过的人尽量避免使用这种方法刺激乳头。

✿ 乳房按摩

从孕中期开始，乳腺组织就迅增长，按摩乳房可以松解胸大肌筋膜和乳房基底膜的黏着状态，使乳房内部组织疏松，促进局部血液循环，有利于乳腺小叶和乳腺导管的生长发育，增加产后的泌乳功能，并可以有效防止产后排乳不畅。

坐月子要点

乳头疼痛**的缓解**

如果疼痛较轻，可继续授乳。如果乳头疼痛剧烈，可暂停母乳喂养，将乳汁挤出，以小匙喂养婴儿。

✿ 授乳前的工作

哺乳前将乳头洗净，采取放松、舒适的姿势，用湿热毛巾敷乳房、乳头3～5分钟，同时按摩乳房，使乳房、乳头变软后，再进行喂养。

✿ 授乳时的工作

授乳时，先喂较好的一侧乳房，以减轻对另一侧乳房的吮吸力。而且注意让婴儿的嘴凸起，含住乳头及大部分乳晕。

✿ 授乳后的工作

授乳后挤出少许乳汁涂在乳头和乳晕上，短暂暴露片刻干燥乳头，因乳汁有抑菌作用。

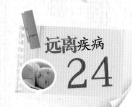

远离疾病 **24**

新妈妈疾病预防

乳汁盈溢自出怎么办

产后乳汁自出是由于气虚不能固摄，或肝火内积，迫乳汁外溢，因此要注意日常生活的调养。

坐月子要点

乳汁盈溢的危害

有的产妇因气血旺盛，乳汁生化有余，乳房充满，盈溢自出，此不属病态。但有的产妇产后乳汁自出现象属于病理性溢乳，需要治疗，它不但使小儿得不到母乳喂养，而且给产妇带来很多苦恼，产妇的衣服常被污染，还容易发生感冒。

坐月子要点

乳汁盈溢的调理

1.精神面貌的好坏，往往影响生理上的反应。乳母需加强营养，保持精神愉快。

2.乳房胀痛或有块的，要做局部热敷，并经常保持乳头清洁，以预防乳腺炎的发生。

3.凡乳汁自出者，除求医治疗外，还应注意勤换衣服，避免湿邪浸渍。

4.冬天可用2～3层厚毛巾包扎乳房，或用煅牡蛎粉均匀地撒于两层毛巾中间，加强吸湿的作用。

坐月子要点

验方调养

1.茯苓15克，芡实9克，陈皮6克。上3味加适量水煎汤，每日1剂，分早、晚2次服。

2.益母草12克，香附子9克，芡实18克，大米60克。水煎，去渣取汁，入大米煮粥食用。每日1剂，连服3～5剂。

坐月子要点

中医疗法

若因气血虚弱，可出现乳汁自出，质清稀，乳房柔软无胀感，神疲气短、舌淡苔薄、脉细弱。中药治疗以补中益气、佐以固摄为治法。可用食疗，选用补气益血固摄的药膳，如芡实粥、白扁豆粥、人参山药乌鸡汤、人参大枣米粥、黄芪羊肉汤、黄芪当归乌鸡汤等。

若属于情志不畅，乳汁自出，量多质稠、乳房胀痛、情志抑郁、烦躁易怒，甚或心悸少寐，便秘尿黄，舌质红、苔薄黄、脉弦数。中药治疗以舒肝解郁、清热为治法。可用食疗。选用莲子18克，郁金、柴胡各9克共煮汤服，连服数日。

月子前的准备 第一阶段 第二阶段 第三阶段 第四阶段 远离疾病 产后美容 塑身美体

洗脸

减肥

消除眼袋

第七章

恢复昔日
美丽容颜

产后皮肤略显暗淡，化妆能让自己靓丽起来。在外出时，只要补个妆即可靓丽出门。

最容易显得美丽的方式，是要保持心情的轻松与愉快。抽空做一些美丽自己的事情，这样才能够很快恢复美丽容颜，以一个崭新的面目示人。

皮肤复原

红润

按摩

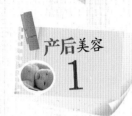

产后美容
1

产后如何 使用化妆水和乳液

产后的皮肤与怀孕前的皮肤大不相同了，化妆水该如何正确地使用？产后应该选用哪种乳液？

坐月子要点

如何使用化妆水

根据每位产妇皮肤出现的具体情况，选择的化妆水也应该有所区别。根据使用的目的不同可分为以下几种类型，产妇要根据自己的皮质来选择合适的化妆水。

🌳 柔软性化妆水的使用

产后如果皮肤不够光滑，可以选择柔软性化妆水。它是一种能给予皮肤水分和油分，使皮肤柔软，保持光滑湿润的透明化妆水。

🌳 收敛性化妆水的使用

产后如果感觉皮肤有些松弛，可以选择收敛性化妆水。它是一种将皮肤蛋白质轻微凝固，对皮肤有收敛、绷紧作用的化妆水，也称收敛洗液、爽肤水。

🌳 碱性化妆水的使用

产后如果感觉有污垢附着于皮肤上或皮肤分泌的脂肪过多，可以选择碱性化妆水。产妇分娩时常大汗淋漓，如果能用它清洗将有良好效果。

🌳 防粉刺化妆水的使用

产后由于内分泌的改变，可能长出一些粉刺的话，可以选择防粉刺化妆水。它是一种专用防治粉刺和青春痘的透明化妆水。

坐月子要点

乳液的正确用法

使用乳液时，以手掌或手指将乳液均匀涂于面颈部，同时以手指按摩。

这样做的目的是将油垢、皮屑、粉质等转移到奶液中，然后用面巾或软纸将奶液抹净或用清水洗去。奶液不刺激皮肤，用后皮肤清爽、润滑、光洁。有些化妆品对婴儿会有影响，而乳液没有任何影响。

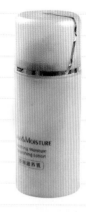

月子前的准备
第一阶段
第二阶段
第三阶段
第四阶段
远离疾病
产后美容
塑身美体

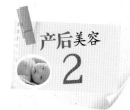

产后美容 2

新妈妈怎样恢复美丽容颜

洗脸是自然而然的美容

怎样洗脸才能达到最佳的美容效果呢? 水是美容的重要媒介, 善于用水就能使美容达到目的。

坐月子要点

洗脸水的温度要求

恰当地洗脸能洗去皮肤表面的污尘面垢, 使表皮保持一定温度。常用温水 (25℃~30℃) 洗脸, 最能软化角质层, 使皮肤保持清新、润滑。

据分析, 低于25℃的水会使面部血管收缩、毛孔关闭, 久用可能使脸面失去红润的色彩和光泽。因为冷水会阻抑面部皮脂的分泌, 面部没有必要的皮脂润泽, 就会失去天然的光彩。使用超过30℃热水洗脸, 容易洗去面皮上的皮脂和生理物质, 不仅有损面部的光泽, 而且使皮肤粗糙干裂, 影响美丽。

坐月子要点

卸妆后的洗面

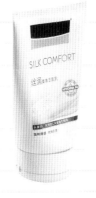

女性因为使用化妆品, 在晚上入睡前常需使用卸妆品清除化妆, 并用洁面剂等清洁面部。洁脸剂使用不正确的话, 不仅会洗去面部皮肤分泌的油脂, 也会洗去天然的保湿因子。若洗脸后肌肤绷紧感觉持续长久, 表示过多的皮脂被洗掉; 如果洗脸后完全没有绷紧的感觉, 则表示洁面剂的洗净力不够, 脸上仍留有污垢。正常情况应该是有轻微的绷紧感, 且持续2~3分钟为宜, 否则需考虑掉换另一种洁脸剂。

坐月子要点

醋水洗脸

若在水中加一点醋, 酸化洗脸水, 可使面部保持一定的酸性, 并缓和肥皂等碱性制剂的损害, 从而保护面部皮肤不会脱水枯燥, 使之嫩润和少皱纹。加醋的具体方法是每天半脸盆水加白醋10滴左右。加多了会刺激五官, 加少了作用不大。

坐月子小提示

◎如何选用洗面奶…

洗面奶含有油脂, 能适应一般类型的皮肤, 而且不论任何季节, 一年四季均可使用。如果手部和面部不需做特别的清洁, 使用洗面奶是比较合适的。

在选购时, 应根据自己的皮肤性质和个人喜好, 挑选合适的洗面奶。洗面奶的品种很多, 有黄瓜洗面奶、肤美灵洗面奶、增白洗面奶、珍珠洗面奶、人参洗面奶等。

正确使的用方法是: 挤少许洗面奶涂抹于面部、手部, 可适当按摩, 保留5分钟左右, 再用清水洗净即可。

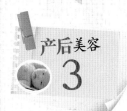

产后美容 3

新妈妈怎样恢复美丽容颜

治疗 "熊猫眼" 的方法

中医学认为黑色属肾，其性属寒，与肾精不足、寒邪凝聚有关。其中肾精不足又包括肾阴不足与肾阳不足两种。一般来说，眼眶有一圈黑晕主要与肾虚有关。

坐月子要点

引起黑眼圈的原因

产后乳汁自出是由于气虚不能固摄，或肝火内积，迫乳汁外溢，因此要注意日常生活的调养。

■ **过于操劳**

比如工作或学习过度紧张劳累，休息不足，长时间恢复不了。

■ **精神不佳**

各种原因引起情绪不稳，忧郁不舒，精神委靡，睡眠不足，阴血暗耗。

■ **与肾虚有关**

先天不足，自小身体虚弱，因而内脏功能不足。

■ **疾病所致**

各种急慢性疾病致肾精受损。

坐月子要点

消除黑眼圈的方法

当眼眶出现黑圈时，不要惊慌，可采用下列方法消除：

1.注意劳逸结合。工作与学习要适度，避免过度劳累。若一段时间劳累后就要尽快休息，保证足够的休息时间，保证时间足、质量好的睡眠，就可以避免出现黑眼圈。

2.注意心胸要舒畅，情绪要安定，遇事要镇定，做到自我放松，多和别人说说话、聊聊天。

3.如果已知有各种疾病，那么要及时治疗各种疾病，特别是易伤肾精的疾病。

4.体质虚弱时，可采用食疗或药疗，并注意区分是肾阴虚或肾阳虚的不同。

肾阴虚者食疗可用鳖鱼汤、干带子汤、炖雪蛤油、马豆塘虱鱼汤等；成药可用龟鹿补肾口服液、滋肾宁神丸、大补阴丸、知柏地黄丸、左归丸、六味地黄丸。

孕妇产后肾阳虚者食疗可用冬虫夏草汤、炖鹿茸、蛤蚧汤、煲海狗肾、鸡子酒等。

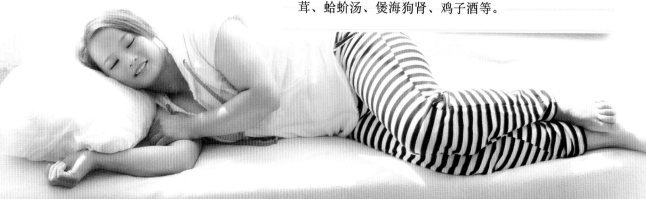

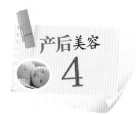

产后美容
4

新妈妈怎样恢复美丽容颜

如何**消除眼袋**

由于眼睑皮肤很薄，皮下组织薄而疏松，很容易发生水肿现象而成为眼袋。下眼皮肿也影响了产妇的美丽，该怎样消除眼袋呢？

坐月子要点

眼睑浮肿的**原因**

◆ 生理性眼睑水肿

生理性水肿大多是由于夜间睡眠不好、或睡时枕头太低，影响了面部血液回流。这种眼睑水肿多见于健康人，对身体没有什么影响，常能自然消退。

◆ 病理性眼睑水肿

病理性眼睑水肿又分炎症性眼睑水肿和非炎症性眼睑水肿。前者除眼睑水肿外，还有局部的红、热、痛等症状，引起的原因有眼睑的急性炎症、眼睑外伤，或眼周炎症等。后者大多没有局部红、热、肿等症状，常见原因是过敏性疾病或对眼药水过敏，心脏病、甲状腺功能低下，急、慢性肾炎，以及特发性神经血管性眼睑水肿。

坐月子小提示

◎清除的方法…

1.睡前认真清洁眼周。

2.可用有轻微紧肤性质的冷藏小黄瓜，切片敷在眼皮上休息10分钟。

3.用几个枕头采取高枕高睡法会自然消肿。

4.削成薄片的生马铃薯或压成茸敷眼15分钟也是消肿的有效方法。

坐月子要点

眼袋**的防治**

眼袋的防治，首先要找出原因，才能对症下药。

1.如果是因疾病引起的，应该治疗原发性疾病。

2.保证充足的睡眠，避免气虚而影响水液代谢。临睡之前也要少喝水，减轻肾脏负担。

3.睡觉之前，将枕头适当垫高，帮助体液回流，也让容易堆积在眼睑部的水分通过血液循环而回流，不致淤积在下眼睑。

4.经常轻柔地按摩眼睑，按摩前洗净脸，并涂上适量的按摩霜。通过肌肉的运动来促进血液循环。

5.适当多吃胡萝卜、番茄、马铃薯、动物肝脏、豆类等富含维生素A和维生素B_2的食物。

6.适当描眉，转移别人对眼袋的注意力。适当加强眼睛的表现力，如果眼睛没有神采，那么眼袋就特别明显。

月子前的准备 第一阶段 第二阶段 第三阶段 第四阶段 远离疾病 产后美容 塑身美体

产后美容 5

新妈妈怎样恢复美丽容颜

多种方法祛除产后黄褐斑

女性产后易长黄褐斑，它是一种色素沉着性皮肤病，主要发生在面颊部、口唇、鼻、面颊等周围。长满黄褐斑的脸看起来非常不美，该怎样消除产后黄褐斑呢？

坐月子要点

黄褐斑的症状和原因

颜色呈现黄褐色或暗褐色，表面光滑，不突出皮肤，也无皮屑，形状不一，界线不明显，也可模糊不清，邻近者可相互融合。一般局部无自觉症状，多为慢性。其发生原因，常与阳光照射、劳累、情绪低落抑郁有关。也有的患者常伴有妇科疾病，如痛经、卵巢炎、子宫慢性疾病和其他一些旧性疾病，体质虚弱等。此外，维生素和蛋白质的缺乏也可致黄褐斑。

坐月子要点

治疗黄褐斑的方法

🌳 药物调理

内服维生素C、维生素E和逍遥丸、六味地黄丸两种中成药，早、晚交替使用，即早上服逍遥丸6克，晚上服六味地黄丸6克等。目的是疏肝、补肾，调节内分泌功能，对黄褐斑有一定的疗效。

🌳 饮食调理

1.经常吃富含维生素C的食物。如新鲜蔬菜、鲜枣、山楂、甜橙、柿子椒、番茄、豆制品、瘦肉等，可减少色素的形成。维生素E能抑制过氧化脂类的生成，减轻色素沉着，经常食用富含维生素E的菜籽油、葵花籽油、豆油、黑芝麻、菜花、圆白菜，有助于减少色素的沉着。

2.黄褐斑患者平时不宜过量食用刺激性食品，如酒、浓茶、咖啡等，以免加重病情。

🌳 心理治疗

平时保持乐观情绪，消除过分忧虑和操劳，可以使神经系统处于平衡状态，调整内分泌对色素的正常代谢，能有效地淡化黄褐斑。

🌳 运动疗法

患者要适当进行体育锻炼，增强机体的自身免疫能力，达到健身祛病的目的。

坐月子小提示

◎验方调养…

黑木耳10克，白木耳5克。共研细末，每次5克，每日3次，蜂蜜水冲饮，连续1月。

月子前的准备　第一阶段　第二阶段　第三阶段　第四阶段　远离疾病　产后美容　塑身美体

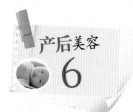

产后美容 6

让按摩帮助产后皮肤复原

按摩不但可以促进血液循环，也具有促使颜面皮肤新陈代谢的作用，产后女性应格外注意脸部的按摩。按摩可使产后的肌肤及早复原。

坐月子要点

脸部按摩要诀

①不可用力揉搓。

②应从脸部的中心朝向外侧，单方向进行。

③眼睛的周围不可涂抹乳液。眼睛周围的黏膜组织会排斥油分，一接触水分，会引起浮肿，所以要避免涂抹乳液。

坐月子要点

要放松地进行按摩

①把脸部按摩霜摊平在整个手心上。

②把按摩霜涂抹在脸部上，从中心朝向外侧进行轻松按摩。

③至于脸部的弧线，右侧使用左手，左侧则使用右手，由上往下按摩。

④轻轻地冲洗，再使用化妆水来调整。

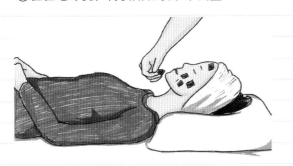

坐月子要点

按摩眉肌

用双手的示指、中指和无名指，沿眉宇中间向前额上方及两侧推揉。双手的三指，宜先轻揉渐进稍加用力。如此反复向前额左右两侧各推揉50～60次。

坐月子要点

按摩鼻肌

用双手的中指，沿鼻翼两侧沟状部位，自下而上地做画弧状按揉，宜先轻揉渐进稍加用力，并向下按揉50～60次。

坐月子要点

按摩颊肌

在颜面左侧下颊部位，先用左手的示指和中指沿下颌骨边缘自下而上至耳轮下方，轻柔而逐渐用力地按推50～60次。然后，改用右手的示指和中指，沿右下颌骨边缘自下而上至耳轮下方，轻柔而逐渐有力地按推50～60次。

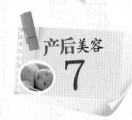

新妈妈怎样恢复美丽容颜

让面颊变红润

面颊红润的皮肤一般比较细嫩，它与毛细血管的分布、数量、血管壁的弹性和通畅情况有很大关系。产后脸色看上去颜色暗淡了，没有怀孕前的红润，还能让脸颊重新变红润吗？

坐月子要点

注意摄取胶原蛋白

注意摄取胶原蛋白是保持面颊红润的首要条件。

胶原蛋白较多不仅保持了毛细血管的通透性，也增加了血管壁的弹性，从而使更多的血液流向皮肤，特别是面部皮肤，这是面颊红润的重要基础。再说，胶原蛋白能营养、修补皮肤，是使皮肤滋润滑嫩的重要物质，这就更增加了皮肤的"透"性。

富含胶原蛋白的食品有猪、鸡、鱼皮、猪蹄胶冻、鸡胶冻、鱼胶冻，以及甲鱼、乌龟甲壳及胶冻等。煮猪骨汤时加少许醋及生姜、胡椒，有利于骨髓的溶出，又不伤脾胃。

坐月子要点

注意铁的补充

由于怀孕、生育等原因，女性患缺铁性贫血的一般较多，因而注意铁的补充和提高铁的吸收利用也是保证面颊红润的必要条件。含铁丰富的食物有肉类、淡菜、虾米、蛋黄、黑木耳、菠菜、小米及红枣，紫葡萄、红果、樱桃等含铁也比较丰富。

其次，动物肝脏、血和肉中的铁，是以血红素形式存在的，最容易被吸收、消化，吸收率一般为22%，最高达25%。植物中含的铁大多是植酸铁、草酸铁等不溶性的铁盐，难以被人体吸收、利用，吸收率一般在10%以下。

坐月子要点

要加强造血功能

红细胞、白细胞等都是在骨髓中形成的。随着年龄的增大，骨髓的造血功能逐渐减退。若能强化这种功能，不仅能使面颊长期保持红润，还能延缓衰老，青春常驻。补充富含骨胶原的食物则是延缓骨髓老化的有效方法之一。

坐月子要点

多食维生素C的食物

维生素C除了能使皮肤白净外，还能促进肠道对铁的吸收，在膳食中加入50毫克的维生素C，便能将铁的吸收率提高3～5倍。富含维生素C的食品有小青辣椒、大辣椒、菜花、苦瓜、芥菜和其他深色菜，以及酸枣、山楂、柠檬、鲜枣、草莓等干鲜果品。

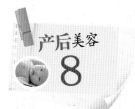

产后美容 8

新妈妈怎样恢复美丽容颜

一把梳子巧梳理

产后由于激素作用的变化，可能会造成头发分叉、白发增多。为了防止这种变化，要勤于保养头发，保持清洁。产后怎样洗发最科学？如果产后在短时间内不能很好地洗好头发，可以请老公或家人帮忙。

坐月子要点

洗发的要诀

①避免使用洗净力过强、碱性过大的廉价洗发液。

②淋湿发丝时，不要勉强拉扯、解开头发。

③用洗发精来洗头皮。先将洗发精沾取在手上之后，再抹在头发上，接着抹在头皮上。

④揉搓是导致头发分叉的原因。应使用洗发液轻轻地抹在头皮和发根附近，顺着头发的生长方向冲洗即可。

▣ 油性头发的清洗

油性头发其特征是头发油腻，甚至黏结成束状，头屑多。这类头发在清洗时，宜选用温水洗，然后涂上适量的香皂或硫黄皂，用指尖轻巧按摩揉擦头皮3分钟左右后，再用温热水冲净皂沫，用毛巾轻揉片刻，最后用温清水清洗。

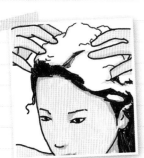

▣ 干性头发的清洗

干性头发特征是头皮干燥，头发枯焦易脆、易断，每隔2～3周洗1次，短的干性头发10～12天洗1次，最好用肥皂和大量温水清洗。

坐月子要点

洗发后的保养

①在擦拭时，要用毛巾夹住发丝，拍打毛巾来擦头发。

②要用毛巾擦干之后，再用吹风机吹干，然后才去睡觉；吹风机不可以一直只吹一个地方，要一边挪移，一边吹干；用一只手一边松开头发，一边挪动拿着吹风机的手，拿高外侧的头发，从里面吹；吹风机不可以太靠近头发；吹风机太过于靠近头发，会使头发受到损伤。

坐月子要点

护发素的使用

将护发素抹在洗净的发梢上，尽量不要沾到头皮，因为护发素中有一种附着力很强的物质，极容易堵塞毛孔，引起头发脱落。为了保持头发的整洁，遮盖头发的用品也不可缺少。

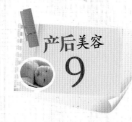

产后美容 9

新妈妈怎样恢复美丽容颜

产后 去皱去色斑

色斑是由于皮肤黑色素的增加而形成的一种常见的皮肤疾病，多发于面颊和前额部位，日晒后加重，多见于女性，与妊娠、长期口服避孕药的月经紊乱有关。

坐月子要点

加强保湿

分娩1～2个月后，妈妈体内的激素才会逐渐恢复常态，因此皮肤的局部反黑会延长到这个时候。如果怀孕期间的反黑不是很严重，大多都会渐渐自行退去，这时只要注意皮肤的正常保湿保养及防晒即可。

皮肤干燥是皮肤角质层含水量减少所致，若角质层无法维持适当的湿度，皮肤就会显得粗糙、干燥，甚至脱屑。持续加强保湿，是相当重要的保养工作。

坐月子要点

努力防晒

黑斑的形成与阳光中的紫外线有绝对的关系，它会刺激黑色素细胞分泌过量的黑色素，所以防晒工作偷懒不得，否则产后孕斑不但无法变淡，可能还会使黑斑更加严重！因此新妈妈外出应戴遮阳帽，避免阳光直射面部。

坐月子要点

妊娠霜

许多新妈妈为去掉难看的妊娠纹而烦恼。怀孕3个月至产后3个月可以涂抹妊娠霜。使用时把妊娠霜涂抹在胸部、腹部、臀部、与关节等肌肤。

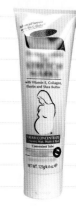

坐月子要点

适度按摩

对新妈妈来说，也可以通过按摩来消妊娠纹。像对付伸展纹与肥胖纹一样，使用精油及专业纤体产品进行局部按摩可以增加皮肤弹性，同时配合使用除纹霜，不仅让按摩更容易进行，并保持肌肤滋润，避免过度强烈的拉扯。

坐月子要点

牛奶浴

准备一杯牛奶及一把刷子，先用刷子在腹部及腿部进行洗刷，以促进血液循环，再把牛奶涂在腹部及腿部，用双手由里至外打圈按摩10分钟后，再用消除斑纹的按摩液按顺时针的方法按摩，最后涂上可收紧肌肤的乳液，这样便可以有效除纹。

月子前的准备 第一阶段 第二阶段 第三阶段 第四阶段 远离疾病 产后美容 塑身美体

产后美容
10

新妈妈怎样恢复美丽容颜

产后**脱发**

产后脱发多半会在生产后2~3个月中出现，但到3~6个月以后就会恢复正常了。另外分娩的艰苦历程也会让你气血大伤，也会造成头发过多脱落。

坐月子要点

纷纷退役**的头发**

头发的更新与体内雌激素水平有着密切关系。雌激素水平高，毛发更新速度就慢；雌激素水平低，毛发更新速度就快。产后脱发，其根源在于孕期激素水平的变化。怀孕后，雌激素分泌增多，导致毛发更新缓慢，很多应在孕期正常脱落的头发没有脱落，一直保存到产后。产后激素水平下降到正常，衰老的头发就纷纷脱落，造成大量脱发的现象。产后脱发是一种暂时现象，也是一种正常现象，发生率为35%~45%。

有些女性在产后特别是在坐月子期间，不敢洗头、梳头，使头皮的皮脂分泌物和灰尘积了厚厚的一层，容易合并感染，引起毛囊炎症而造成头发脱落。此外，产后休息不好、睡眠不足、精神欠佳，都会影响头部的正常血液循环，造成脱发现象。

产后脱发一般不会形成弥漫性脱发，脱发的部位大多在头部前1/3处。随着分娩后机体内分泌水平的逐渐恢复，脱发现象会自行停止，一般在6个月左右即可恢复。

坐月子要点

产后脱发**勿担忧**

防治脱发首先要注意精神的调养，即新妈妈产后应保持心情舒畅、精神愉快，气血自然会旺盛，可以促使头发尽快生长。

在饮食上，注意平衡膳食，多食新鲜蔬菜、水果、海产品、豆类、蛋类等，以满足身体和头发对营养的需要。

头发最主要的养分来源即是蛋白质，所以，妈妈们产后的饮食除应注意营养均衡外，可以多补充一些富含蛋白质的食物，如牛奶、鸡蛋、鱼、肉等。食疗对于防治产后脱发以及效果颇佳。

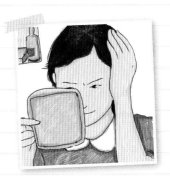

坐月子小提示

◎重在平时护理…

经常用木梳梳头，或者用手指有节奏地按摩、刺激头皮，可以促进头皮的血液循环，有利于头发的新陈代谢。

产后美容
11

新妈妈怎样恢复美丽容颜

事关面子问题的痘痘

连续的熬夜导致肌肤的新陈代谢受到扰乱，痘痘在这个时候就很容易冒出来，这种痘痘最多出现在额头部位！所以睡眠一定要充足，放松心情，避免肝火上升，造成激素失调。

坐月子要点

产后痘痘

生过孩子以后，痘痘会选择在嘴旁"安家落户"，而且有肿痛的感觉。这可令产后新妈妈大为烦恼。中医一般认为产后长痘痘除了内分泌变化这个原因外，还有可能是情绪压力及睡眠受到影响造成的。

另外，也不能排除坐月子时恶补过头的因素。特别是本身体质就比较燥热的新妈妈，如果补不当，也会令身体内"火"气冲天。

这样不仅会令自己有"面子"问题，甚至会通过奶水影响到孩子！

坐月子要点

痘痘产生的几大元凶

➤ 原因1：遗传

天生的肤质是没有办法改变的。

若父母同为油性皮肤，子女也为油性皮肤且易长痘痘的几率很高，若父母也属于易长痘痘的肤质，子女就更容易长痘了。这一方面受先天体质影响，另一方面受后天父母习惯的影响。油性皮肤的出油量本来就多，毛孔也比别人粗大，角质也更厚重。在冬天，油性皮肤能保持良好的状态，但只要一到夏天，脸上就会不断地泛油光，甚至阻塞得一塌糊涂，长出一大堆痘痘！

➤ 原因2：内分泌

有些女性虽然美容工作做得挺勤快，脸出油也不多，可总是会发一些成片的细小痘痘，那就需要去看看自己的内分泌是否正常了，痘痘问题很有可能就是内分泌引起的。

➤ 原因3：饮食不当

不知你有没有在一夜间长了很多痘痘？如果痘痘是在很短时间大量冒出来的，有可能是饮食的关系。例如，吃了炸鸡、炸臭豆腐等油炸物，隔日早上皮肤必定很油。如在油脂分泌过程中，遭受阻塞或受到细菌感染，就会有痘痘出现。此外咖啡、巧克力、花生、高糖与食品、辛辣物、油脂、酒等食物，也会影响皮肤外观，刺激青春痘生成。

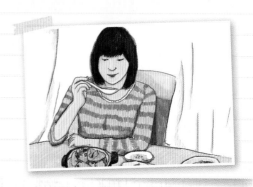

原因4：便秘

便秘问题通常都会导致唇部四周出现痘痘，那是因为体内的毒素积聚，通过皮肤排出而引起痘痘。

原因5：紧张压力

长期处于压力之下，容易冒出痘痘，比如心情抑郁，或者常常处于紧张状态容易失眠的人，特别容易出现这种痘痘。

原因6：清洁习惯不良

用碱性较大的肥皂及富含油分的洗面奶洗脸，常常造成皮肤的过敏与不适，堵塞毛孔，诱发痘痘。而一些含有酒精、丙三醇成分的洗面奶易引起皮肤发红、干燥、退皮等现象，所以慎用为妙。

原因7：睡眠质量不好

每个人对睡眠的需求程度不一，有些人一定要睡足8小时以上，有些只需短短数小时。其实睡的久不久并不是重点，睡的好不好才是关键所在。睡眠的环境、通风、采光、宁静度及寝具等，无一不左右新妈妈的睡眠质量。睡的不好，皮肤当然也没有获得充分的休息。

除了讲究睡眠质量外，还要尽量别熬夜，以免影响了生理的正常作息而产生所谓的"睡眠痘"。

坐月子要点

新妈妈对付痘痘的招数

脸上冒出几颗痘痘，有的时候可是件没有面子的事情，相信新妈妈们一定是跃跃欲试，想把可恶的痘痘尽快"扼杀"掉。

产后要勤洗脸

每天都要用卸妆液（不管有没有化妆）并且去油能力强的中性洗面乳、洗面皂清洁，一天最少2次。洗完脸可用收敛性化妆水或清爽性的柔软水擦拭，每周使用一次去角质清洁面膜来清洁毛孔也可。

补水面霜

一款补水又不含油分的面霜千万不可少。如果脸上已有青春痘，就要避免使用粉底、化妆品，有的人想以粉底来掩饰，这样反而会造成痘痘越长越多。

多喝开水，多吃水果、蔬菜

但要注意容易长痘痘的人尽量少吃感光蔬菜，芹菜、香菜、白萝卜之类的感光蔬菜会使色素沉着更深。而含维生素C丰富的西红柿、猕猴桃、卷心菜等蔬菜水果都有利于抑制黑色素。注意肠胃是否排泄正常。

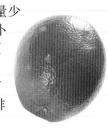

注意防晒

防晒是大事，特别是对于留有痘痕的皮肤。紫外线会加重加深色素沉着，如果不想痘印颜色越来越加深，最好出门前擦上防晒露抵挡阳光。坚持一段时间就会发现经过以上的努力，痘痘越来越轻，痘印越来越淡。如果坚持得好的话，很有可能使色素消减得看不出来。

产后美容 **12**

新妈妈怎样恢复美丽容颜

产后出现这些皮肤状况怎么办

分娩后，皮肤可能会失去以前的柔软感，略显粗糙，会出现皮肤粗糙、脂肪粒、眼角细纹，一定要做好皮肤护理。不要经常用高营养的护肤品，以免皮肤负担过重。

坐月子要点

脂肪粒

有的新妈妈过份护肤，其实，过多的营养物质不但不能被肌肤吸收，还会给皮肤的新陈代谢造成负担，导致产生脂肪粒。

1. 不要过多地使用美白洗面奶，这对皮肤有害无益，会破坏皮肤天然的保护膜，大大降低角质层抵御外部细菌、微生物、尘埃等的能力，应使用纯天然温和型洁面产品。

2. 不要经常用精华素等高营养的护肤品，这会导致皮肤自然排出细菌的管道被堵，只进不出，造成毛孔粗大、堵塞，长此以往形成脂肪粒、暗疮等。

坐月子要点

眼部细纹

眼睛四周的肌肤是最单薄的。这部分的肌肤，没有皮脂腺、汗腺，非常薄。因此，眼部四周的肌肤保护功能弱，加上眼部四周的肌肤水分容易蒸发。在保水能力不佳的情况下，便容易产生皱纹。

1. 选择优质眼霜。

2. 使用眼霜时动作要轻柔。用点开的方式轻轻按摩，使眼霜被肌肤深层吸收。

3. 眼睛是对光线最敏感的器官，养成在明亮的光线下戴太阳眼镜的习惯，保护眼睛的同时，也能有效防止因强光照射引起的眯眼，造成皱纹提早出现。

坐月子要点

皮肤干燥

产后，新妈妈每天可能忙于照顾宝宝，忽视了对皮肤的保养。当皮肤中的水分缺乏时，就会呈现出粗糙脱皮、局部水肿等现象。

1. 先要活化肌肤、清除老废角质，同时让新鲜的角质细胞水分充盈，保持服帖。

2. 将热纯净水和清凉的乳液调和在一起，水和乳液的比例为2∶1，将这种混合物轻轻拍在清洁后的肌肤上，直到皮肤吸收。

3. 随身准备一瓶保湿喷雾，每隔一段时间喷一下，给肌肤补补水。

4. 多吃纤维丰富的蔬菜、水果和富含维生素C的食物，以增加细胞膜的通透性和皮肤的新陈代谢功能。

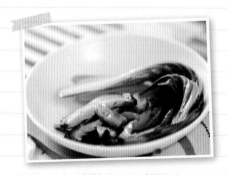

第八章

新妈妈的瘦身运动

做新妈妈的喜悦刚刚开始，可看着自己走形的身材，妈妈们又会担心起来。其实不必过于担心，产后的六个月是新妈妈瘦身的黄金期，这段期间新妈妈的新陈代谢率高，而生活习惯也尚未定型，只要坚持瘦身，做个时尚辣妈不是梦。

减肥

运动

纤细玉臂

腹部塑型

曲线

塑造S形曲线

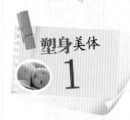

塑身美体 1

新妈妈恢复完美身材

减肥是生活方式的调整

快速减肥成功后，很难维持减肥的效果，理由是快速减肥方法不属于自然生活习惯。其实，肥胖者真正关心的应是自己的感觉，而不是一次能够减轻多少重量，盲目地、过度地减肥反而有害无益。

坐月子要点

吃饭时慢吃细嚼

食物进入人体后，体内的血糖就会升高，当血糖升高到一定的水平时，大脑有关中枢就会发出停止进食的信号，但此时往往已经吃了过多的食物。因此，放慢进食的速度，防止进食过多而营养过剩，就能达到减肥的目的。

坐月子要点

控制盐量

盐是最容易吸水的物质，口味重的人，一定要喝很多水，四杯水就有一千克重，此即有许多人说喝水也长胖的原因。其实，喝水是让人增重，不是让人长胖。故除去过多的水分可减重。

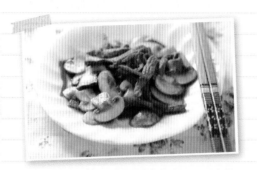

坐月子要点

减少糖和油脂

减少每日糖分（饭、面）和油脂的摄食量，是减肥的必要方法；不喝炒菜汤，汤含油量高，易吸收，非常容易让人长胖；休闲时间，少吃东西：闲时代谢率低，热量消耗少，食物热量应酌予减少；不吃宵夜，睡前进食，热量最容易转变成脂肪，在腹部堆积；不吃剩菜剩饭，为了不浪费，每次都把碗里和盘里的剩饭剩菜，送进肚里，不长胖也难。

坐月子要点

适当吃点流食

用这种方法减肥的人，一般在4个月以上的时间里不吃固体食物，每天只喝几杯调味的蛋白质——热量为1673～3347千卡的流质；医学上称为"低热量餐"，在一个疗程内可成功地减肥2.5～5千克。

控制体重，是健康的生活方式；减肥成功而能维持的人，才算是真正的成功。这里需要注意的是，每种食物都有缺点，多吃不但无益，反而有害；体重越重，食量越大，各种食物的缺点表现的机会越大，身体受害的机会越多。地球上的生命，几乎都靠吞噬其他生命才能维持，形成了食物链，但没有一种生命注定是其他生命的鱼肉，即连蔬果都有毒害动物的天然化学物质，以求自保。

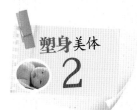

新妈妈恢复完美身材

塑身美体 2

量身定制运动方案

产后新妈妈对减肥的热情十分高涨，但健身一定要有科学的减肥方法。体形特征不同的人应该采取与之相应的运动方式，才能更利于自身的健美。了解自己的肥胖类型，是制订运动减肥计划、达到最佳减肥效果的先决条件。

坐月子要点

苹果形肥胖的人

其肥胖原因主要是营养过剩，缺乏运动。苹果形身材的女性手臂和腿很细，而腹部、腰部和上臀部较粗。针对她们，首要的是加强运动锻炼。长时间持续有氧运动，如慢走、慢跑、爬山、骑自行车等，都比较适合。着重四肢力量的练习，不要把时间浪费在练腹肌上。每次运动时间不低于1小时，要注意保证运动没有间断，这样才能有效地消耗堆积在腹部的脂肪。同时，运动方式及运动强度也很有讲究，应以有氧代谢为主，在运动中稍有急促喘气、心跳加快、微微出汗，运动过后感觉全身轻松、精力充沛，就是最适合的运动。

坐月子小提示

◎注意事项…

做健身操要持之以恒才能奏效。每次做时要用力，将动作做到位。做时应能体会到肌肉在用力地伸展与收缩。另外要注意的是，产后最初的一段时间身体器官尚未恢复，做操不要过于劳累。

坐月子要点

梨形肥胖的人

除了生理上的原因，还有病理上的原因。因此，要先去医院检查肥胖是否由病理引起的，只有排除了病理的原因，才能自己进行运动减肥。生理原因造成的梨形肥胖者运动量和运动强度要小一些。梨形身材的女性，其脂肪主要堆积在臀部和大腿，可选择低强度、低撞击练习和耐力练习，如跳绳、跳低撞击舞、在平台跑步机上走等，可消减这些部位的脂肪。要避免大阻力运动，如上坡、爬高、跳踏板操和高撞击舞、骑高阻力单车等，这些都会令下肢变得更粗壮。

坐月子要点

V字形肥胖的人

往往上身较大，腰部有点臃肿而臀部较瘦小。可进行爬高、踏板有氧操和跑步等锻炼，避免做诸如俯卧撑、举重等使上身强壮的运动，可用下蹲或跨步来强壮下肢的力量，使身体上下部分的比例变得协调。

总之，不论采用什么方式和手段进行锻炼都要遵守一个原则，这就是因人而异和循序渐进。

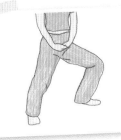

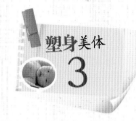

塑身美体
3

新妈妈恢复完美身材

女性健美体形的标准是什么

关于女性人体美的标准众说纷纭，但总体上看，现代女子的健美不是苗条、纤细和病态，而是结实精干，肌肉强健，富有曲线美，既不失女性的妩媚，又要能足以承受生活的负担，担当起社会的责任。

坐月子要点

女性标准三围测量标准

女性的身高与体重，四肢与躯干等部位的比例为多少才合乎健美的标准呢？我国有关专家总结出一套较适合女性健美的测量标准。

上、下身比例	以肚脐为界，上下身比例应为5：8，符合"黄金分割"定律
胸围	由腋下沿胸部的上方最丰满处测量胸围，应为身高的一半
腰围	在正常情况下，量腰的最细部位。腰围较胸围应小20厘米
臀围	在体前耻骨平行于臀部最大部位。髋围较胸围大4厘米

以上胸围、腰围和臀围的周边长度，俗称"三围"。一般认为，这3个部位的比例为3：2：3时是最具女性美的体形。丰满的乳房和发达的臀部是女性的第二特征，也是雌激素的杰作。而腰围和臀围的比例在2：3时，则说明其大致具备合理的营养状态和最佳的皮下脂肪分布等健康表现；而在营养过剩或缺乏运动等情况时，这个比例就会相等或被倒转过来。

坐月子要点

其他部位测量标准

这些数据是在测量了多位健美女性的基数的基础上总结出来的，有一定的普遍性。凡与这些数据不合者，往往就违背了整体的美。

大腿围	在大腿的最上部位，臀折线下。大腿围较腰围小10厘米
小腿围	在小腿最丰满处。小腿围较大腿围也应小20厘米
足颈围	在足颈的最细部位，踝关节上部。足颈围较小腿围应小10厘米
上臂围	在肩关节与肘关节之间的中部。上臂围约等于大腿围的一半
颈围	在颈的中部最细处。颈围与小腿围相等
肩宽	两肩峰之间的距离。肩宽等于胸围的一半减4厘米

肌肉美在于富有弹性的协调。过胖过瘦或肩、臀、胸部的细小无力，以及由于某种原因造成的身体某部分肌肉的过于瘦弱或过于发达，都不能称为肌肉美。

肤色美在于细腻、光泽、柔韧，摸起来有天鹅绒之感，看上去为浅玫瑰色的最佳。

塑身美体 4

新妈妈恢复完美身材

去掉产后"游泳圈"

游泳圈身材其实早已经不再是男人的专利了，女人也会有游泳圈的困扰。没有结婚的女人可能会因为久坐或者是缺乏运动造成小腹突出。而生过小孩的女人则会因为产后腰围变胖就再也无法恢复了。应该怎么办才能和游泳圈说拜拜呢？

坐月子要点

"游泳圈"的主要成因

1.脂肪的大量堆积。饮食结构不合理、缺乏运动以及生活不规律，都会引起脂肪堆积在体内，特别是腰腹部。

2.腹部肌肉，特别是腹横肌缺乏锻炼。

3.随着年龄的增长，部分脏器会由胸腔逐渐移到腹腔。但是通过加强腹部肌肉可以减缓这种现象。

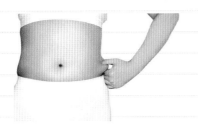

坐月子小提示

◎你是游泳圈身材的危险族吗…

1.爱吃精致淀粉食物，如面包、蛋糕等。
2.爱吃油炸食物，如炸鸡、薯条等。
3.习惯性弯腰驼背，腰杆永远挺不直。
4.吃饱就坐下，屁股就粘在了椅子上。
5.消化不良，容易便秘，宿便都堆积在体内。

坐月子要点

甩掉游泳圈的原则

■ 做一些简单的产后体操

不要经常躺在床上，要经常做些活动。产后新妈妈可以做的运动：

1.呼吸运动。仰卧，两臂放在后脑，深呼吸，使腹壁下陷，而使内脏牵向上方，然后将气呼出。

2.举腿运动。仰卧，两臂伸直，平放在身边，左右腿轮流举高，与身体成一直角。这可加强腹直肌力量。

3.缩肛运动。两膝分开，再用力合拢，同时用力收缩及放松肛门。这方法可锻炼骨盆底肌肉，预防肌肉松弛和尿失禁。

4.胸膝运动。跪姿，两膝分开，胸与肩部放在床面，头侧向一边。可在产后10～14天开始做。目的是为防止子宫后位。

■ 全身减脂和局部减脂相结合

在运动中消耗脂肪是全身性的，如做仰卧起坐时，不只是腹部的脂肪，全身的脂肪都在消耗。多做类似跑步的综合性动作，再配合腹部的力量训练，可以加速腹部脂肪的燃烧。

■ 注意饮食的合理性

尽量减少脂肪的摄入，多吃水果、蔬菜等富含植物纤维的食物。饮食要规律。

塑身美体 5

新妈妈恢复完美身材

轻松**恢复纤细玉臂**

手臂见客的时间，往往比大腿或小腿被见的时候多。如果产后新妈妈的手臂变得粗大起来，是不是一整年都穿着长袖衣服才会让你有安全感呢？现在只要每天多花一点时间，就可以与肥肥的手臂赘肉说再见，何乐而不为呢？

坐月子要点

手臂减肥**不容忽视**

修长的手臂会令你看上去比实际体重瘦1～1.5千克。如果你从不进行针对手臂的练习，你的手臂将很快"衰老"。如果你不考虑为胖手臂减肥，每一次投向它们的视线都会被横向扩张，你看上去至少比实际体重"胖"2～4千克。

坐月子要点

5分钟**瘦臂操**

⚘ 落臂下蹲

→弯曲右手臂，用左手托住左臂。当放下手臂的时候，弯屈膝盖。同时，当手臂向上举时，伸直膝盖。恢复原来的姿势，左手臂的运动重复进行4次。然后，换右手臂再重复4次。

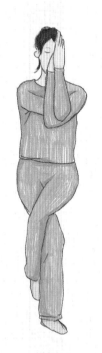

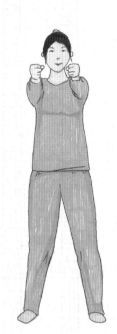

⚘ 右臂上举

→双脚分开站立，脚尖微微向外，将重心平均置于双脚上。要确定臀部和腹部已经收紧，然后，右手臂高举过头顶。

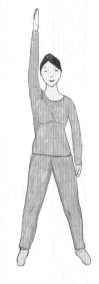

⚘ 双臂直平举

←双脚与肩同宽站立，向前出拳；之后呼气，将上身尽量前倾至最大限度；吸气，再把两臂向后摆，重复15～20次。

月子前的准备 · 第一阶段 · 第二阶段 · 第三阶段 · 第四阶段 · 远离疾病 · 产后美容 · 塑身美体

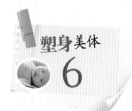

塑身美体 6

新妈妈恢复完美身材

紧急应对**产后的"萝卜腿"**

"怎么办，小腿无形中变得这么粗，从前的修长苗条不见了！产后的新妈妈，对着自己的一身"肥膘"，大喊救命。

坐月子要点

萝卜腿**形成的原因**

1.爱穿不合脚鞋子、经常与跟高厚底鞋为伍的辣妹，或是5厘米以上高度的细跟鞋热爱者。

2.长时间久站使血液循环不佳，造成静脉回流不畅、下半身毒素累积。

3.不正确的运动方式，使得脂肪和肌肉连结而聚集成小腿肚上的肉团。

坐月子小提示

◎注意事项…

在怀胎十月期间，是最容易使身体水分潴留在身体某些特定部分的时段，比如小腿肚的部分，往往因此显得肿胀；加之活动减少，摄入脂肪量多，自然一天天成了一根"小萝卜"了。

坐月子要点

让小腿变细**的方法**

❧ 从饮食开刀

首先，在饮食方面，建议产后新妈妈采取渐进的方式，控制自己饮食的量与质，让胃维持在八分饱即可；三餐以蛋白类的食物为主，例如豆类、肉类、蛋等等，避免食用过高的高糖性及油炸食物，尤其是淀粉高的食物。

若是新妈妈在正餐间仍觉得嘴馋的话，吃些低脂饼干和高纤饼干类的干粮、配上一杯清香的红茶，就是一道即能解决饥饿，又不至于发胖的下午茶点。

❧ 运动才是硬道理

有人以为走路走太多，才会变成萝卜腿，所以应该减少腿部运动。其实走路、慢跑以及骑脚踏车之类的有氧运动，都是美化小腿曲线的最佳运动，只要每次运动后以至少15分钟的肌肉伸展作为结束，让拉长、放松的方式恢复肌肉的柔软度，再辅助适度的按摩与生活习惯的改善，如减少穿高跟鞋的频率，告别萝卜腿也就并非难事。

平时可以多爬楼梯，对消除滞留在小腿肚的水分、锻炼松弛的腿部肌肉很有效。

❧ 日常小动作

坐着时，尽量不要翘二郎腿；穿高跟鞋时，时间不宜过长，要让腿部得到适当的休息，或是换穿平低鞋，来舒解脚部的压力；如果忙碌了一天，觉得腿脚有肿胀感，可以泡泡热水，并稍稍按摩。这些日常的小动作如果能养成习惯的话，同样可以帮助小腿变瘦！

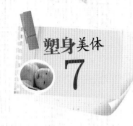

塑身美体 7

新妈妈恢复完美身材

美丽，别忘了脚

怀孕时准妈妈往往足部肿胀，而在分娩后肿胀消除，就会显出皮肤松弛，脚形走样。穿起凉鞋或拖鞋，脚跟与脚踝暴露出来，如果不注意呵护，也会影响新妈妈的美好形象。

坐月子要点

选一双适合自己的鞋

脚部角质是身体最粗厚的地方，而穿凉鞋会使足部的肌肤变得越来越粗糙。脚后跟是与鞋子接触的地方，经常摩擦会长出硬皮和老茧。除此之外，平时穿惯高跟鞋的脚还会因重心集中足掌，导致大小脚趾变形和肿胀，所以，想要呵护双脚，选一双适合自己脚的鞋是根本。

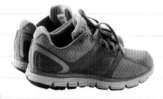

坐月子要点

定期清洁保养

花30分钟时间美化新妈妈的双脚，就可以把粗硬的脚跟、死皮、受损变厚的脚趾统统变得美观如意。以下步骤每天进行1次，1周后就可以让你拥有一双柔嫩美足。

步骤	清洁滋润保养方法
步骤一	修剪脚趾甲每周1次，脚趾甲的形状以方形最为恰当，把它们修成椭圆形或尖形，可能会造成趾甲生长方向错误而嵌入肉里。剪好之后要用锉刀轻轻磨光
步骤二	清洁浸泡，软化角质，去除角质前先将脚泡在温水里，既软化了硬角质，又有助于血液循环
步骤三	利用浮石将脚跟、脚底、大脚趾下面的硬茧部位磨一下，去除角质化的硬皮与硬茧
步骤四	滋润足部皮肤，用乳液滋润、按摩双脚，还可以定期做1次蜡膜护理
步骤五	穿鞋前可先喷上保持足部干爽的喷雾，避免出汗滋生细菌及足部异味产生

坐月子小提示

◎重在平时护理…

尤其是秋冬季节，脚底皮肤容易干燥脱皮和皲裂。如果不做处理，脚部皮肤会进一步恶化，导致鸡眼或趾间皮肤变白，感染化脓。因此切不可小视脚部皮肤干燥。

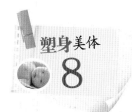

塑身美体 **8**

新妈妈恢复完美身材

塑造S形曲线

产后女性要想拥有优美的体形，有性感诱人的曲线，必须要抓住胸、腰、臀、腿这4个部位。这4个部位的工作做好了，S形曲线也就出来了。

坐月子要点

扩胸运动让胸部高耸

一个最简单的方法是两肘弯曲，肘部外侧打开。双手在胸前挤压卷成团的毛巾。一边呼气，一边挤压，挤累了可以将胳膊抬高，双手举至头顶稍作休息，连续做10次即可。手中的挤压物也可以换成其他的物品。

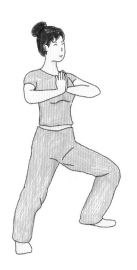

坐月子要点

仰卧起坐让腰部瘦下去

去除赘肉最简便、最有效的运动是仰卧起坐。在求得胸部丰满的同时，可使腰部瘦下去。许多女性腰粗是因为腰部有赘肉，平时可以做做仰卧起坐。还有一种变相的仰卧起坐也很有效，就是臀部以上平躺于地面，双肘抱头轻轻抬起，双腿变曲靠拢，以腰为支点左右摆动，摆动幅度要大，两腿要能挨地。

坐月子要点

锻炼使臀部肌肉紧挺

S形曲线中，腰以下的臀部又是应该求得丰满的地方。正确姿势使臀部肌肉紧挺。平时要注意提臀、夹臀；坐时注意挺胸收腹，脚尖抬起向回钩，直钩到臀肌有感觉。后踢时双手扶住椅背，支撑腿弯，上身保持不动，腰部不用力，单腿向后踢。

清晨锻炼时可双手叉腰，前弓步向下压腿，起到增强臀肌弹性的作用。要想使臀部肌肉绷紧，还可通过后踢腿锻炼来达到目的。

坐月子要点

让腿部曲线流畅

腿部曲线则以流畅为美，大腿和小腿曲线过渡要自然，相配要匀称。大腿过粗或过细，小腿过细，均谈不上曲线流畅。

游泳、爬楼梯是使腿部曲线优美的最好运动。游泳时腿部运动是大腿带动小腿，使腿得到均衡的锻炼。爬楼梯亦是如此，只不过向上爬时要抬头挺胸，双臂自然下垂交替摆动，肩膀放松。

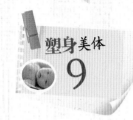

塑身美体 9

新妈妈恢复完美身材

胸、背、腹部塑形法

产后若经常感到胸、腰、背疼痛，要怎么对胸、背、腰部进行保健。身体的不同部位，其保健的方法是大不相同的，下面以胸、背、腰部的保健为例。

坐月子要点

胸部塑形操

❧ 平伸曲肘

→直立，双腿分开，双臂和肩部齐平，先向两侧平伸，然后向前弯屈，双手中指相接触，手掌向下，回到开始状态。重复8～16次。

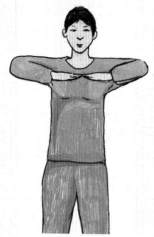

❧ 站立握铃

→双腿分开站，双手紧握哑铃（可用矿泉水瓶代替），上半身略向前倾，背部和颈部保持挺直。然后把哑铃向上抬举到胸前，抬起时吸气，放下时呼气。

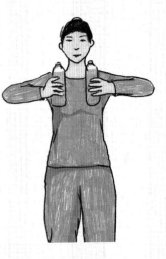

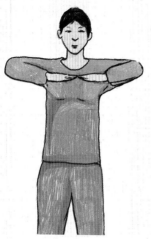

❧ 伸展手臂

←靠墙壁站立，举起双臂尽量往上伸展，然后轻轻放下手臂。注意脚跟不可抬起。

❧ 屈臂举铃

←双腿合并，腰背挺直站立，上身略微前倾，伸开双臂向后摆到最大限度，停留5秒，还原。重复6次。

坐月子要点

腹部塑形操

🦴 腹肌操

↓面向上平躺，双腿屈起，双手放在背后，使后背拱起。轻轻用力收缩腹部肌肉，不要憋气，用力使身体恢复平直。此动作每日数次，每次5下。可收缩腹部肌肉。

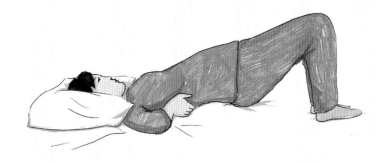

🦴 收紧和张开腹肌

↓1.假如腹直肌有很大的裂口，应该交叉双臂，环绕着腹部左手在右边，右手则在左边，置于腰部部位。

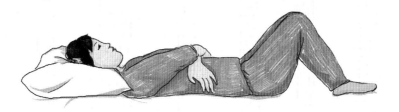

↓2.在抬起头部的同时，双手尽量用力地带动头部向双膝中间拉近。

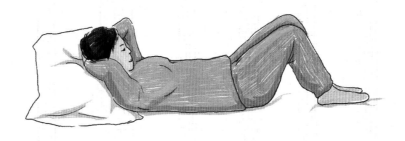

月子前的准备

第一阶段

第二阶段

第三阶段

第四阶段

远离疾病

产后美容

塑身美体

{安心坐月子200招}

塑身美体 **10**

新妈妈恢复完美身材

让产后 **臀部浑圆而紧缩**

臀部怎样实施按摩健美？体育锻炼可加速脂肪分解，并能加强臀部肌肉的承托力，可促进血液循环，使臀部肌肉恢复弹性。

坐月子要点

臀部减肥**的方法**

女性的臀部脂肪通常是在产后逐渐堆积起来的，不少女性生过孩子以后，失去了未怀孕时苗条优美的身段，这使一些女性常常陷入苦恼。只要找到正确的方法，是完全可以让肥大的臀部瘦下来的。

✤ 按摩消除脂肪

1.拇指沿大肠经、胃经、膀胱经由上而下连续压迫5～6遍。

2.手掌擦揉大腿内侧、外侧5～6遍。

3.在膝关节、髌骨周围，用拇指揉按5～6遍。

4.掌根揉按髂前上棘到腹股沟间距5～6遍。

✤ 运动恢复娇翘美臀

↓动作：身体躺卧，手肘平放于地、双脚合并、屈膝，双膝向左下压地板，再向右下压地板。

功效：可促进血液循环，使臀部肌肉恢复弹性。压双膝时，脚尖应尽量定足不动，这样功效较佳。

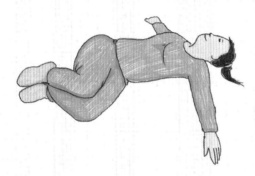

↓动作：手撑起上半身，双脚曲膝，趴于地，类似擦地状。妈妈可用护膝，避免受伤。

功效：也可借出汗将"囤积"体内的水分排泄掉，恢复臀部肌肉弹性。

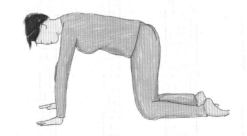

坐月子要点

塑造**完美腰臀比例**

产后体形的变化，改善腰臀比例成为女性的当务之急。产后要测量一下自己胸围、腰围、臀围、身高和体重，检查她们全身的健康情况和患病状况。

其指标规定：凡腰臀比例小于0.73者为下肢肥胖体形者；腰臀比大于0.73者，为上体肥胖体形者。

198

月子前的准备 ┊ 第一阶段 ┊ 第二阶段 ┊ 第三阶段 ┊ 第四阶段 ┊ 远离疾病 ┊ 产后美容 ┊ 塑身美体

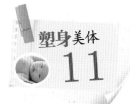

塑身美体 **11**

新妈妈恢复完美身材

产后 **减肥的误区**

生完孩子后，新妈妈就开始为自己的身材担心了：胸部松弛下垂，腰腹上有了好几个游泳圈，大腿粗了一圈。许多新妈妈急于恢复体形，却总是容易走进各式各样的误区。

坐月子要点

错误1：**生完孩子就减肥**

很多女性急于在产后过早瘦身，殊不知这样会损伤女性自身的健康，造成子宫脱垂、尿失禁及排便困难等，影响生活质量。产后节食会影响乳汁的质量，间接影响孩子的生长发育。

坐月子要点

错误2：**服用减肥药、减肥茶**

生产减肥药是世界上最赚钱的行业之一。每10个想减肥的人中，就有7人尝试过减肥药。减肥药又是世界上最短命的药。

当停止服用这些减肥药物等后，脂肪会迅速积累起来（反弹），而失去的肌肉却未得到恢复。

许多减肥药有抑制吸收的功能，加上体脂含量过少，容易引起内分泌紊乱，雌激素水平减低，很容易导致骨质疏松症。

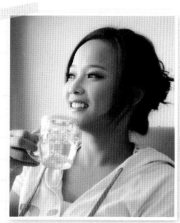

坐月子要点

错误3：**不吃早餐**

有的新妈妈误认为不吃早餐能减少热量的摄入，从而达到减肥的目的。殊不知不吃早餐对人体伤害极大，无益健康。

不吃早餐会造成低血糖，使人精神不振。经过一夜的睡眠，人体内的营养已消耗殆尽，此时血糖浓度处于偏低状态，如不吃早餐，就会使血糖浓度继续下降，出现面色苍白、四肢无力、精神不振的现象，有时甚至出现低血糖休克。

会严重影响记忆力。大脑的能量来源于葡萄糖，这种糖只能聚集在肝脏和肾脏中，而且只能贮存8小时。早晨如不进餐，会使大脑出现能量不足引起的记忆力衰退。

由于整个上午胃中没有食物中和胃酸，胃黏膜便会遭到负面刺激，长此以往就有可能引起胃炎和胃溃疡。加上中午时分的过量进食，会人为地加重肠胃等消化器官的负担，并引起程度不等的消化不良。

这不仅损害健康，还容易使女性的肤色呈灰白或蜡黄色。

Ⓕ